原位组织再生技术在骨伤科的应用及案例分析

主 编　倘艳锋　陈隆坤　刘又文

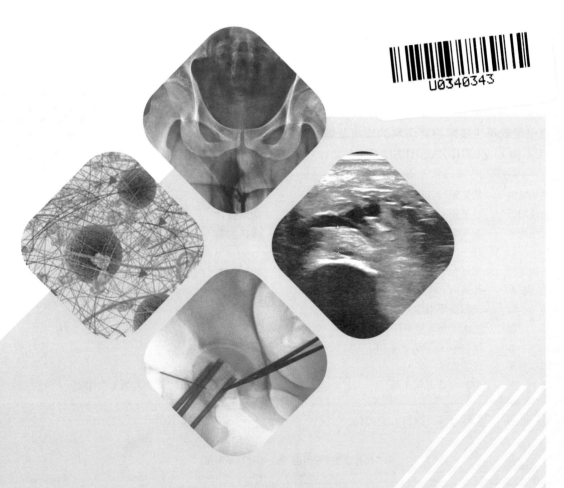

U0340343

郑州大学出版社

图书在版编目（CIP）数据

原位组织再生技术在骨伤科的应用及案例分析／倘艳锋，陈隆坤，刘又文主编. -- 郑州：郑州大学出版社，2024.5
　　ISBN 978-7-5773-0237-9

Ⅰ. ①原…　Ⅱ. ①倘…②陈…③刘…　Ⅲ. ①骨损伤－修复术　Ⅳ. ①R683

中国国家版本馆 CIP 数据核字（2024）第 055105 号

原位组织再生技术在骨伤科的应用及案例分析
YUANWEI ZUZHI ZAISHENG JISHU ZAI GUSHANGKE DE YINGYONG JI ANLI FENXI

策划编辑	吕笑娟　孙园园	封面设计	王　微
责任编辑	吕笑娟	版式设计	苏永生
责任校对	董　册	责任监制	李瑞卿

出版发行	郑州大学出版社	地　址	郑州市大学路 40 号（450052）
出版人	孙保营	网　址	http://www.zzup.cn
经　销	全国新华书店	发行电话	0371-66966070
印　刷	河南文华印务有限公司		
开　本	787 mm×1 092 mm　1／16		
印　张	11	字　数	256 千字
版　次	2024 年 5 月第 1 版	印　次	2024 年 5 月第 1 次印刷

书　号	ISBN 978-7-5773-0237-9	定　价	59.00 元

作者名单

主　审　　吴晓龙　　曹向阳

主　编　　倘艳锋　　陈隆坤　　刘又文

副主编　　李记天　　郭晓辉　　娄　磊　　郭超韡

　　　　　张雷雷　　胡庆森　　王会超　　蔡友治

　　　　　李　磊　　夏厚纲　　赵洪石　　冯卫华

编　委　　（以姓氏笔画排序）

　　　　　马艳兵　　浙江星月生物科技股份有限公司

　　　　　王会超　　河南省洛阳正骨医院（河南省骨科医院）

　　　　　毋凯迪　　河南省洛阳正骨医院（河南省骨科医院）

　　　　　石　威　　江西省九江市中医院

　　　　　冯卫华　　河南省洛阳正骨医院（河南省骨科医院）

　　　　　朱梦真　　河南省洛阳正骨医院（河南省骨科医院）

　　　　　刘又文　　河南省洛阳正骨医院（河南省骨科医院）

　　　　　许建权　　河南省瑞众医疗有限公司

　　　　　李　磊　　山东省文登整骨医院

　　　　　李记天　　河南省洛阳正骨医院（河南省骨科医院）

　　　　　李宝栾　　栾川县人民医院

　　　　　李省伟　　新安县人民医院

　　　　　李艳侠　　河南省洛阳正骨医院（河南省骨科医院）

　　　　　张　虹　　河南省洛阳正骨医院（河南省骨科医院）

　　　　　张雷雷　　河南省洛阳正骨医院（河南省骨科医院）

陈江非　河南省洛阳正骨医院（河南省骨科医院）

陈隆坤　浙江星月生物科技股份有限公司

尚继军　郑州德仁骨科医院

岳　辰　河南省洛阳正骨医院（河南省骨科医院）

孟国华　灵宝市中医院

赵洪石　浙江省组织工程与再生医学技术重点实验室

胡庆森　河南省洛阳正骨医院（河南省骨科医院）

姜红江　山东省文登整骨医院

娄　磊　河南省洛阳正骨医院（河南省骨科医院）

袁显群　西峡县人民医院

夏厚纲　河南省洛阳正骨医院（河南省骨科医院）

倘艳锋　河南省洛阳正骨医院（河南省骨科医院）

郭晓辉　河南省洛阳正骨医院（河南省骨科医院）

郭超辇　河南省洛阳正骨医院（河南省骨科医院）

梁　虹　河南省洛阳正骨医院（河南省骨科医院）

喻建华　卢氏县人民医院

曾梦凤　浙江星月生物科技股份有限公司

蔡友治　浙江大学医学院附属第一医院

魏小伍　襄城县人民医院

前　言

随着社会逐步发展,交通和基建速度加快,人类生活节奏也随之增块,但随之而来的外伤导致了严重粉碎骨折、开放性骨折、软组织缺损等。即使医疗技术不断提高,仍然存在骨折不愈合、骨缺损、骨感染、创面不愈合等难以解决的问题。同时,人们生活质量提高,活动量减少,肥胖导致关节负担增加,加速关节磨损,骨关节炎成为影响人们身体健康的一个主要因素。此外,不当的锻炼及生活习惯导致关节周围韧带及肌腱损伤,出现疼痛,降低生活质量。如何"未病先防,即病防变",促进组织自我修复,减轻疾病甚至治愈疾病,是未来主要研究方向。随着科技进步,组织工程技术在骨科领域得到快速发展。自体细胞原位组织再生技术是一个先进的技术,它不使用传统组织工程技术所需要的外来种子细胞,通过性能良好的支架材料与体内微环境的相互作用,促进并诱导自体干细胞增殖、迁移并黏附在支架材料上,进而实现损伤组织的原位再生。自体骨髓浓集液是通过将自体骨髓血梯度离心所得,可提供组织修复需要的细胞及生长因子,相对于传统骨髓血应用增加了局部的细胞量和活性。

本书是刘又文教授研究团队对近年来原位组织再生技术在骨伤科应用的经验总结,结合文献分析和典型案例解析,针对骨折不愈合、骨关节病、肌腱韧带损伤、创面不愈合、骨坏死、肌间末端病等疾病进行分析,详述每一个病种治疗的心得体会。针对骨折不愈合,将传统技术与新技术融合,微创治疗,经皮刺削骨折端骨皮质,再创折端微损伤,同时经皮注射自体骨髓浓集液和生长因子混合物,有效治疗骨折延迟愈合,避免了骨不连的发生。对于股骨头坏死,联合髓心减压、高能冲击波等,大大提高保髋疗效。同时应用该技术治疗肌间末端病、骨关节炎、创面不愈合等,适应证选择恰当则疗效确切。本书对骨伤科的医生、技师、护士和研究生有较高的参考价值。

由于编写时间仓促,本书难免存在疏漏和不足,希望读者朋友批评指正!

编者

2024 年 2 月

目 录

第一章

原位组织再生技术概述

　　各种原因导致的组织、器官缺损或功能障碍是危害人类健康的主要原因,组织、器官缺损的修复和功能重建是医学领域面临的挑战。在人体组织的损伤修复和重建过程中,通常很小的缺损可自行愈合;但对于大而复杂的缺损,实现修复则需借助移植等手段进行。尽管自体组织移植是常用的办法,但它对供区组织造成新的缺损,并增加手术并发症的发生风险,同时其来源十分有限。为解决这一问题,组织工程和再生医学应运而生,并受到了广泛关注。

　　据不完全统计,目前我国心血管疾病患者接近 2.3 亿,骨关节炎患者已达 1.2 亿,骨质疏松患者高达 1 亿,骨创伤患者约 300 万,还有巨大数量的肌腱韧带损伤、皮肤溃疡、角膜溃疡等患者群体。这一巨大的市场需求,使得近年来我国骨修复材料的研发增长率高达 20%,远高于同期国际市场的 9%。目前,人体组织器官修复用生物材料已被列为《国家中长期科学和技术发展规划纲要》的重点领域及优先主题[1]。

　　再生医学(regenerative medicine)是通过研究机体正常的组织特征与功能、受创后修复与再生机制及干细胞分化机制,寻找有效的生物治疗方法,促进机体自我修复与再生或构建出新的组织与器官,以改善或恢复损伤组织和器官功能的科学。也有专家认为再生医学是指利用生物学及工程学的理论方法创造丢失或功能损害的组织和器官,使其具备正常组织和器官的结构和功能[2]。

　　组织工程(tissue engineering)是一门以细胞生物学和材料科学相结合,进行体外或体内构建组织或器官的新兴学科。1987 年美国国家科学基金会根据美籍华裔学者冯元桢教授的建议,正式采用"组织工程学"这一术语来描述这一新兴的领域,并正式建立了这门新学科。国际再生医学基金会(International Foundation Regenerative Medicine,IFRM)明确把组织工程定为再生医学的分支学科。组织工程最初是用来描述组织体外构建的有关理论和技术。现在,它的内涵在不断扩大,凡是能引导组织再生的各种方法和技术均被列入组织工程范畴内,如干细胞治疗、细胞因子和基因治疗,并已广泛用于体内组织再生和体外的组织重建。种子细胞、生物支架、生物活性调节因子、再生微环境等是组织工程的重要研究内容。

　　组织工程学经过三十多年的发展,根据技术的应用方式分为传统(体外)组织工程(in vitro tissue engineering)和原位组织工程(in situ tissue engineering)。

第一节　体外组织工程

体外组织工程学基本原理为从机体获取少量自体组织,提取种子细胞并经过体外扩增后种植到支架材料上,经过体外培养形成工程化组织后再植入体内,修复相关组织缺损并恢复原有功能,这样的组织再生模式可以避免自体组织移植的"以创伤修复创伤"的缺陷,有望真正实现无创或微创的组织器官再生和功能重建[3]。2009年中国卫生部发布了《组织工程化组织移植治疗技术管理规范(试行)》,规范组织工程化组织移植治疗技术审核和临床应用管理。组织工程化组织移植治疗技术是指通过移植经组织工程技术制备的、含有自体活性细胞的组织,来修复、改善或重建患者的组织或器官的结构和(或)功能的治疗技术。当时,规范仅适用于结构性组织(如骨、软骨、皮肤等组织)的临床应用。2012年国际著名科学杂志 *Science* 以增刊方式出版了《中国的再生医学》(*Regenerative Medicine in China*),第一次正面和比较系统地向全世界报道了中国在该领域的研究现状和未来发展,并述评"中国的再生医学不单是简单地了解相关的机制,而且还逐步从实验室走向临床,最终将造福于患者"。其中,典型的研究及临床应用有曹谊林教授团队的"组织工程耳"[4]、金岩教授团队的"组织工程皮肤"[5]和欧阳宏伟教授团队的"组织工程软骨"[6]等。组织工程化软骨组织移植技术治疗大面积的膝关节全层软骨缺损,术后随访数据显示 IKDC 评分和 Lysholm 评分均术前显著改善[7]。自体软骨细胞移植术(autologous chondrocyte implantation,ACI)或采用生物材料诱导的软骨细胞移植术(matrix-induced autologous chondrocyte implantation,MACI)治疗中大面积的软骨缺损,成为国际软骨修复及保关节协会(International Cartilage Regeneration & Joint Preservation Society,ICRS)推荐的治疗方法。

虽然,体外组织工程技术可以制造用于组织替换的功能组织,也能提供有用的生理和病理研究模型。但是,体外组织工程转化为临床治疗带来了许多技术和监管挑战,且费用高昂。为此,近年来研究者将目标转向体内原位引导再生,该过程模拟机体创伤自愈合与发育过程,以成年人体的各组织器官存在的休眠状态的干细胞为种子细胞来源,通过高活性生物材料的植入调控组织损伤局部微环境,诱导内源性干细胞向缺损部位的快速募集及激活其定向分化,最终实现组织的再生修复。

第二节　原位组织工程

Shimizu 于1998年首先提出了原位组织工程的概念[8-11],它是运用组织工程学基本原理,通过各种方法诱导移植的外源性的种子细胞或内源性的缺损组织局部细胞发生迁移、增殖、分化,形成新生组织修复缺损。原位组织工程最大的特点是不依赖体外的细胞培养装置——生物反应器。利用自体细胞、血液营养供应和生物信号分子、力学刺激等微环境,构成理想的"体内生物反应器"。功能性生物材料、生长因子能诱导机体的细胞参与损伤部位的血管生成和组织修复[12-15]。原位组织工程技术的研究和应用方式在快速发展,可采用浓集的自体细胞及生长因子提高巨大损伤类型再生修复效果。近年来,原位组织工程技术在治疗骨、软骨、皮肤、神经等多种组织缺损方面展现出了良好的修复效果[16]。

体外组织工程主要依赖在生物反应器内构建细胞存活、迁移、增殖和分化的生理环境,而原位组织再生免去了体外培养,直接利用体内微环境获取调控细胞和组织的必要基础。同时,体外组织工程在制造、运输和贮存方面具有较高的风险、较高标准的操作流程和复杂的规范,与之相比,原位组织再生涉及有关细胞操作的风险较小,操作相对简单,涉及的法规相对较少,更易于向临床转化和应用。

原位组织工程技术研究及应用关注点主要有自体种子细胞(内源性细胞为主)、生长因子/细胞因子、生物材料和局部再生微环境 4 个方面。目前,临床应用比较成熟的原位组织工程技术种子细胞主要为自体组织细胞或成体干细胞,如骨髓浓集液(bone marrow aspirate concentrate, BMAC)[17-22]、脂肪组织血管基质细胞(adipose-derived stromal vascular fraction, SVF)[23-28];自体生长因子主要为自体富血小板血浆(platelet rich plasma, PRP)[29-33]系列生长因子;生物材料主要有胶原蛋白[34-36]、丝素蛋白[37]、壳聚糖[38]等支架。创建适宜的缺损局部再生微环境,将三大组织再生要素构成的有机组合物体局部注射或移植于缺损部位,促进缺损组织的修复再生(图1-1)。

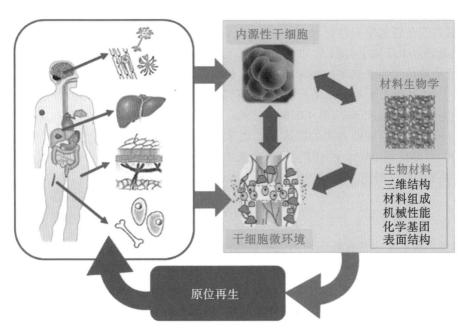

图1-1 原位再生与生物材料、细胞及微环境

一、骨髓浓集液

成体干细胞如间充质干细胞(mesenchymal stem cells, MSCs)、内皮祖细胞(endothelial progenitor cells,EPCs)等是常见的内源性干细胞。鉴于骨髓的相对可及性、丰富的供应量和医疗使用的潜力,骨髓是再生医学特别有吸引力的基质。骨髓含有丰富的促进愈合及再生能力的细胞和生长因子。这些细胞可分化为多个肌肉骨骼谱系的细胞集落,改变免疫环境,释放营养因子[39-40]。目前认为"结缔组织祖细胞"和"药物信号细胞"等词汇最能反映这些细胞的性质和特征[41]。为了在治疗区获得更多的祖细胞数量,BMAC 的策略越来越流行[42]。研究显示,自体髂骨、肱骨近端等部位均可以作为骨髓的采集部位,与取自髂骨的骨髓样本相比,取自肱骨近端的骨髓样本产生的细胞集落(colony-forming units,CFUs)数量明显更多[43]。

原位组织工程技术在软骨修复领域的典型临床应用为自体基质诱导的软骨再生(autologous matrix-induced chondrogenesis,AMIC)技术治疗关节局灶性透明软骨缺损。在微骨折术基础上,覆盖胶原支架等生物材料,为细胞富集、吸附、增殖和分化提供适宜微环境,形成更高质量的软骨组织。一项 AMIC 对比微骨折术治疗膝关节软骨缺损的临床疗效及影像学评价的综述及 Meta 分析结果显示[44],在临床疗效的 IKDC 评分和影像学的 MOCART 评分方面,AMIC 对比微骨折术均显示出更好的疗效。在股骨头坏死的治疗上,《中国成人股骨头坏死临床诊疗指南》[45,46]指出髓心减压术联合干细胞移植(或浓集自体骨髓单核细胞移植)在国内医疗机构的临床应用效果较好。因此在获得国家资质的前提下可以使用。Meta 分析显示髓心减压术联合自体骨髓间充质干细胞移植治疗股骨头坏死是一种安全有效的方法[47]。BMAC 已成为一种受欢迎的促进骨愈合的自体生物制剂,其具有良好的安全性记录,在动物长骨节段性缺损模型[48]和临床踝关节融合术、脊柱椎间融合等中证明了有效性[49-51]。BMAC 治疗难愈性骨折、骨折延迟愈合、骨折不愈合方面,也取得了越来越多的临床成功[52]。BMAC 与羟基磷灰石联合使用可加速骨缺损的愈合[21]。一项关于 BMAC 治疗骨关节炎(OA)的临床证据系统性综述[19],纳入 4 项临床前研究和 18 项临床研究,共 4 626 名患者。结果显示,BMAC 注射治疗 OA 越来越受到关注,在安全性和有效性方面的临床前和临床研究中均取得了良好结果。然而,临床前研究仍然需要优化 BMAC 的使用,以及高水平的大型对照试验,以更好地了解 BMAC 注射治疗 OA 的真正潜力。

二、富血小板血浆

富血小板血浆中富含血小板相关生长因子和血浆衍生纤维蛋白原等多种生物活性物质,具有促进细胞增殖、分化,细胞外基质合成,组织再生与修复等作用,在再生医学中扮演着重要角色[53]。国内外已有不少将 PRP 用于急性损伤、慢性难愈合创面修复、烧伤、运动损伤、骨损伤、整形美容以及神经外科、泌尿外科、心胸外科、颌面外科等患者组织损伤修复的研究报道,显示出 PRP 良好的治疗价值和生物安全性,已成为再生医学领域发展的新希望[54]。

根据 PRP 成分是否富含白细胞及液态或固态,将 PRP 分为 4 个主要家族[55]:纯 PRP(pure platelet-rich plasma,P-PRP),富白细胞 PRP(leukocyte-and platelet-rich plasma,L-PRP),纯富血小板纤维蛋白(pure platelet-rich fibrin,P-PRF),富白细胞和血小板纤维蛋白(leukocyte-and platelet-rich fibrin,L-PRF)。不同的 PRP 表现出不同的生物学特征

和机制,并且在临床应用方面存在明显的差异。PRP 的使用量、使用浓度和使用次数,也会影响临床疗效。基础研究和临床应用研究都较倾向血小板浓度为$(500 \sim 1\ 000) \times 10^9/L^{[54,56,57]}$。以倍数表示 PRP 中的血小板浓度时,国内则普遍认为 PRP 中的血小板浓度以 4~8 倍为宜。PRP 中血小板和白细胞的浓度在不同的 PRP 分离制备系统之间差异很大,不同应用适应范围的组织修复对 PRP 成分及其含量的要求不同,选择最合适的PRP 类型应基于具体的临床应用领域。未来的研究应集中于组织再生修复机制和 PRP制备系统的匹配性[58]。

三、生物材料

生物材料可为干细胞募集、增殖及分化等提供支撑和微环境,也可提供局部药物治疗的缓释载体,为组织和器官重建提供动态变化的力学、生物学环境等。材料的结构与组成,材料的硬度、表面结构及三维结构等提供的微环境,可调控细胞内级联基因表达,引导细胞沿特定组织方向分化形成特定组织材料,即材料可刺激机体发生特定反应,募集内源性干细胞和刺激细胞因子分泌,实现材料诱导特定组织的再生修复。生物材料的首要功能是为细胞、细胞产物和细胞外基质提供过渡性载体,即组织工程支架,支撑组织再生修复;生物材料亦能为药物、细胞及基因治疗提供靶向运输和控释载体,达到时空上的可控释放,如免疫疾病及肿瘤治疗等;生物材料还能作为激发机体发生特定内源性反应的刺激物,刺激机体的内源性再生修复等。简而言之,生物材料为再生医学中组织或器官的重建提供了动态的生物环境及物理化学信号,特别是大范围的组织器官缺损修复更需要组织工程支架。生物材料在诱导骨[59-61]、软骨[34,36,62,63]、肌腱韧带[64-72]、腹壁修补[73-78]、外周神经[79-82]、角膜修复[83-86]等方面,已有大量的研究基础,部分研究已经实现临床转化及应用。

四川大学张兴栋院士团队基于多孔磷酸钙陶瓷开发的骨诱导人工骨作为骨缺损填充剂和不承重部位的骨修复,迄今临床应用超过 30 万例,证明了无生命的生物材料可以诱导有生命的骨再生和形成,为再生医学的发展开辟了一条新的途径,即可利用优化设计的生物材料植入体内,直接刺激机体再生组织或器官,可称之为体内组织工程。该成果是对肌肉骨骼系统治疗的开创性贡献[87-91]。

在目前的研究中,研究者们利用材料的生物学效应对组织修复过程中涉及的组织微环境、免疫微环境以及血管微环境进行了调控与研究。这些研究工作着眼于激活沉睡干细胞的募集能力,快速启动细胞响应,并通过强化干细胞定向分化过程,激发组织器官自身修复潜能,促进人们对原位组织再生过程的认识,成为原位组织再生领域的热点。

近几年来,有研究表明具有生物活性的可降解生物材料在原位组织再生修复中可作为细胞外基质支架,仿生构建有利于组织再生微环境,诱导组织再生修复。该领域的研究及转化应用,已取得丰硕的成果。

付小兵院士再生医学领域的《再生医学:原理与实践》《再生医学:基础与临床》《再生医学:转化与应用》《再生医学:生物材料与组织再生》系列著作,是国内外从事该领域基础研究、临床治疗、生产以及管理等人员的参考书。

第三节 原位组织再生技术在骨伤科的应用概述

社会逐步发展,基建和交通速度加快,随之而来的外伤频发导致了严重粉碎骨折、开放性骨折、软组织缺损等日益增多,即使医疗技术不断提高,仍存在骨折不愈合、骨缺损、骨感染、创面不愈合等难以解决的问题。另外,随着生活质量提高,人们活动量减少,肥胖导致关节负担增加,加速关节磨损,骨关节炎成为困扰人们身体健康的一个主要因素。还有不当的锻炼及生活习惯导致关节周围韧带及肌腱韧带损伤,出现疼痛,降低生活质量等。这些疾病目前仍无法获得根本治疗,如何"未病先防,即病防变",促进组织自我修复,减轻疾病甚至治愈疾病是主要研究方向。

骨折不愈合(骨不连)是常见的骨折晚期并发症,发病率为 5% ~ 10%,治疗比较困难。导致骨折不愈合原因众多,主要原因是骨折端血供不足,导致局部生物学环境差,微血管形成少。骨折端生物学环境好坏对骨折愈合影响较大。骨折后,骨折端骨膜下、髓腔内及邻近骨筋膜间室内形成血肿,血肿呈现低 PO_2 及低 pH 特点,凋亡的骨细胞及坏死组织释放诱导细胞因子及形态原,引起局部损伤性炎症反应,营造促进骨折愈合的生物学环境,这一环境对血肿形成、活性细胞因子诱导、间充质细胞分化、微血管形成等起着重要的作用。骨折后需要大量的成骨细胞参与修复,成人体内存在定向性骨祖细胞(determined osteoprogenitor cell, DOPC)及可诱导性骨祖细胞(inducible osteoprogenitor cell, IOPC),前者主要存于骨内、外膜及骨髓,具有成骨能力,但不能主动参与骨生成过程,需经一定刺激和调整方能发挥效力。细胞和生长因子在合适的骨传导材料上黏附发挥骨修复和重建功能。

肌腱末端疾病如肱骨外上髁炎、跟腱炎、狭窄性腱鞘炎等,腱起点处的慢性炎症,多由劳损导致,虽然不是严重疾病,但却因疼痛影响生活,其保守治疗包括口服药物(如非甾体抗炎药)、局部封闭、康复理疗等。原位组织再生技术可以促进局部组织修复、炎症消退,从根本上治疗该疾病。血小板衍生物含有纤维蛋白原、黏附性血浆蛋白及丰富的生长因子,被认为能够促进组织的增生、修复和愈合,局部应用血小板衍生物可提供生长因子,可有效加快其愈合进程,增加肌腱修复后的生物力学强度,促进腱骨愈合。

肩袖损伤是一种临床常见疾病,多发于中老年人,是引起肩关节疼痛的主要原因之一,常常导致肩关节疼痛、活动受限,严重影响患者的生活质量。肩袖损伤往往无法自愈,需要临床干预。其中关节镜手术以其创伤小、出血少、术后并发症少等优点,成为治疗肩袖损伤的主要手术方式。但近期研究显示手术治疗的结果为反应性瘢痕形成,而不是正常解剖结构的生物学修复,形成正常的腱骨止点。这种反应性瘢痕组织富含Ⅲ型胶原,传递载荷和分散应力的功能较天然的腱骨止点明显减弱,因此容易发生修复失败或肩袖再次撕裂,尤其对于大的肩袖撕裂,失败率仍然较高。为了促进肩袖肌腱组织再生,研究者尝试应用新的生物学方法修复肩袖损伤,包括应用生长因子、PRP 和干细胞。应用 PRP 修复肩袖损伤的研究结果存在争议,但对于小、中肩袖损伤 PRP 效果确切,能够提高愈合率。干细胞能够促进肌腱愈合,临床研究证实手术修复肩袖损伤时辅助应用骨髓间充质干细胞(BMSCs)是安全的,并且能够提高肩袖愈合率、降低再次撕裂发生率。前交叉韧带损伤是一种常见的韧带损伤。前交叉韧带重建(anterior cruciate ligament reconstruction,ACLR)是前交叉韧带断裂的首选治疗方式,重建手术虽然恢复了前交叉韧带的解剖结构,但患者术后再次发生前交叉韧带损伤的概率是正常人的 6 倍,ACLR 患者的转归与重建韧带的腱骨愈合密切相关,对生物学强化 ACLR 的腱骨愈合进行深入研究,以期加快腱骨愈合、缩短患者康复和回归正常运动的时间。而生物方法多在生长因子、干细胞、生物材料等方面,也就是组织再生技术。

对于骨关节炎患者,由于软骨没有血管和神经,因此损伤后很难自行修复,即使用手术或者其他办法治疗后仍不能得到很好的修复。原位组织工程技术的出现,为软骨损伤修复提供了新的思路,同时也弥补了传统组织工程技术的某些缺陷。原位组织工程技术软骨修复的机制主要是:通过植入可降解的多孔支架材料,使其在体内能够诱导自体干细胞迁移并聚集在缺损软骨区域,并且最终分化为软骨细胞,实现软骨修复。骨损伤和软骨损伤是目前临床上较常见的疾病,虽然目前有很多手段来修复骨和软骨损伤,但都存在一定的缺陷和不足。组织工程技术的出现,曾经一度被认为可解决这些问题甚至被期望可解决所有的再生和修复问题,但随着研究的不断深入,发现其仍然有很大的局限和不能克服的问题,如种子细胞选择的难题、培养周期较长等问题。原位组织工程技术,不依赖外源种子细胞,通过构建各种新型支架材料并利用其自身特有的结构和理化性质,来募集周边的细胞迁移到受损部位,发挥修复作用。

另外,原位组织再生技术在大面积皮肤缺损修复、骨坏死治疗、美容、口腔疾病治疗等专业领域应用,并且获得良好疗效。

参考文献

[1]张庆昊,姜铭,王靖,等.原位再生在组织工程中的作用与应用研究[J].生命科学, 2020,32(3):204-211.

[2]付小兵,王正国,吴祖泽.再生医学基础与临床[M].北京:人民卫生出版社,2013.

[3]曹谊林,刘伟,张文杰,等.组织工程研究进展[J].上海交通大学学报(医学版), 2012,32(9):1241-1250.

[4]曹谊林."耳郭软骨组织工程的研究进展"点评[J].中国眼耳鼻喉科杂志,2018,18 (4):238-239.

[5]肖厚安,金岩,吴周虎,等.组织工程全层皮肤修复糖尿病性皮肤溃疡创面的临床研究[J].中华损伤与修复杂志(电子版),2008,3(2):156-161.

[6]曹谊林,商庆新.软骨、骨组织工程的现状与趋势[J].中华创伤杂志,2001,17(1):3.

[7]JIANG Y,CAI Y,ZHANG W,et al. Human cartilage-derived progenitor cells from committed chondrocytes for efficient cartilage repair and regeneration[J]. Stem Cells Transl Med,2016,5(6):733-744.

[8]王佃亮.组织器官三维构建及原位组织工程概念——组织工程连载之四[J].中国生

物工程杂志,2014,34(8):112-116.

[9]李雪盛,孙建军.原位组织工程技术的发展与应用前景[J].中华医学杂志,2007,87(6):430-431.

[10]HORI Y,NAKAMURA T,MATSUMOTO K,et al. Experimental study on in situ tissue engineering of the stomach by an acellular collagen sponge scaffold graft[J]. ASAIO J,2001,47(3):206-210.

[11]SENGUPTA D,WALDMAN S D,LI S. From in vitro to in situ tissue engineering[J]. Ann Biomed Eng,2014,42(7):1537-1545.

[12]HUANG Q,GOH J C,HUTMACHER D W,et al. In vivo mesenchymal cell recruitment by a scaffold loaded with transforming growth factor beta1 and the potential for in situ chondrogenesis[J]. Tissue Eng,2002,8(3):469-482.

[13]LI S, SENGUPTA D, CHIEN S. Vascular tissue engineering:from in vitro to in situ[J]. Wiley Interdiscip Rev Syst Biol Med,2014,6(1):61-76.

[14]FU J,WANG D A. In situ organ-specific vascularization in tissue engineering[J]. Trends Biotechnol,2018,36(8):834-849.

[15]DING T, KANG W, LI J,et al. An in situ tissue engineering scaffold with growth factors combining angiogenesis and osteoimmunomodulatory functions for advanced periodontal bone regeneration[J]. J Nanobiotechnology,2021,19(1):247.

[16]邢飞,李浪,刘明,等.原位组织工程技术在骨与软骨修复领域的应用进展[J].中国修复重建外科杂志,2018,32(10):1358-1363.

[17]KIM G B,SEO M S,PARK W T,et al. Bone marrow aspirate concentrate:its uses in osteoarthritis[J]. Int J Mol Sci,2020,21(9):3224.

[18]BROZOVICH A, SINICROPE B J, BAUZA G, et al. High variability of mesenchymal stem cells obtained via bone marrow aspirate concentrate compared with traditional bone marrow aspiration technique [J]. Orthop J Sports Med, 2021, 9 (12): 23259671211058459.

[19]CAVALLO C,BOFFA A,ANDRIOLO L,et al. Bone marrow concentrate injections for the treatment of osteoarthritis: evidence from preclinical findings to the clinical application[J]. Int Orthop,2021,45(2):525-538.

[20]HOOGERVORST P,CAMPBELL J C,SCHOLZ N,et al. Core decompression and bone marrow aspiration concentrate grafting for osteonecrosis of the femoral head[J]. J Bone Joint Surg Am,2022,104(Suppl 2):54-60.

[21]JÄGER M,HERTEN M,FOCHTMANN U,et al. Bridging the gap:bone marrow aspiration concentrate reduces autologous bone grafting in osseous defects [J]. J Orthop Res,2011,29(2):173-180.

[22]GLENN R,JOHNS W,WALLEY K,et al. Topical review:bone marrow aspirate concentrate and its clinical use in foot and ankle surgery[J]. Foot Ankle Int,2021,42(9):1205-1211.

［23］BORA P,MAJUMDAR A S. Adipose tissue-derived stromal vascular fraction in regenerative medicine:a brief review on biology and translation［J］. Stem Cell Res Ther,2017,8（1）:145.

［24］ZHAO X,GUO J,ZHANG F,et al. Therapeutic application of adipose-derived stromal vascular fraction in diabetic foot［J］. Stem Cell Res Ther,2020,11（1）:394.

［25］SCREPIS D,NATALI S,FARINELLI L,et al. Autologous microfragmented adipose tissue for the treatment of knee osteoarthritis:real-world data at two years follow-up［J］. J Clin Med,2022,11（5）:1268.

［26］VIGANÒ M,LUGANO G,PERUCCA ORFEI C,et al. Autologous microfragmented adipose tissue reduces the catabolic and fibrosis response in an in vitro model of tendon cell inflammation［J］. Stem Cells Int,2019,2019:5620286.

［27］BI H,LI H,ZHANG C,et al. Stromal vascular fraction promotes migration of fibroblasts and angiogenesis through regulation of extracellular matrix in the skin wound healing process［J］. Stem Cell Res Ther,2019,10（1）:302.

［28］POLLY S S,NICHOLS A,DONNINI E,et al. Adipose-derived stromal vascular fraction and cultured stromal cells as trophic mediators for tendon healing［J］. J Orthop Res,2019,37（6）:1429-1439.

［29］DOHAN EHRENFEST D M,RASMUSSON L,ALBREKTSSON T. Classification of platelet concentrates:from pure platelet-rich plasma（P-PRP）to leucocyte-and platelet-rich fibrin（L-PRF）［J］. Trends Biotechnol,2009,27（3）:158-167.

［30］SHARARA F I,LELEA L L,RAHMAN S,et al. A narrative review of platelet-rich plasma（PRP）in reproductive medicine［J］. J Assist Reprod Genet,2021,38（5）:1003-1012.

［31］EVERTS P A,VAN ERP A,DESIMONE A,et al. Platelet rich plasma in orthopedic surgical medicine［J］. Platelets,2021,32（2）:163-174.

［32］KAUX J F,EMONDS-ALT T. The use of platelet-rich plasma to treat chronic tendinopathies:a technical analysis［J］. Platelets,2018,29（3）:213-227.

［33］EVERTS P,ONISHI K,JAYARAM P,et al. Platelet-rich plasma:new performance understandings and therapeutic considerations in 2020［J］. Int J Mol Sci,2020,21（20）:7794.

［34］WEIGELT L,HARTMANN R,PFIRRMANN C,et al. Autologous matrix-induced chondrogenesis for osteochondral lesions of the talus:a clinical and radiological 2- to 8-year follow-up study［J］. Am J Sports Med,2019,47（7）:1679-1686.

［35］GALLA M,DUENSING I,KAHN T L,et al. Open reconstruction with autologous spongiosa grafts and matrix-induced chondrogenesis for osteochondral lesions of the talus can be performed without medial malleolar osteotomy［J］. Knee Surg Sports Traumatol Arthrosc,2019,27（9）:2789-2795.

［36］SCHIAVONE PANNI A,DEL REGNO C,MAZZITELLI G,et al. Good clinical results with autologous matrix-induced chondrogenesis（Amic）technique in large knee chondral defects[J]. Knee Surg Sports Traumatol Arthrosc,2018,26(4):1130-1136.

[37]ZHANG W,CHEN L,CHEN J,et al. Silk fibroin biomaterial shows safe and effective wound healing in animal models and a randomized controlled clinical trial[J]. Adv Healthc Mater,2017,6(10):1700121.

[38]顾晓松,张沛云,王晓冬,等. 人工组织神经移植物修复狗坐骨神经缺损的实验研究[J]. 自然科学进展,2002(4):381-386.

[39]LAPRADE R F,DRAGOO J L,KOH J L,et al. AAOS research symposium updates and consensus:biologic treatment of orthopaedic injuries[J]. J Am Acad Orthop Surg,2016,24(7):e 62-78.

[40]LAPRADE R F,GEESLIN A G,MURRAY I R,et al. Biologic treatments for sports injuries Ⅱ think tank-current concepts,future research,and barriers to advancement,part 1:biologics overview,ligament injury,tendinopathy[J]. Am J Sports Med,2016,44(12):3270-3283.

[41]CAPLAN A I. Mesenchymal stem cells:time to change the name[J]. Stem Cells Transl Med,2017,6(6):1445-1451.

[42]CHAHLA J,DEAN C S,MOATSHE G,et al. Concentrated bone marrow aspirate for the treatment of chondral injuries and osteoarthritis of the knee:a systematic review of outcomes[J]. Orthop J Sports Med,2016,4(1):2325967115625481.

[43]OTTO A,MUENCH L N,KIA C,et al. Proximal humerus and ilium are reliable sources of bone marrow aspirates for biologic augmentation during arthroscopic surgery[J]. Arthroscopy,2020,36(9):2403-2411.

[44]KIM J H,HEO J W,LEE D H. Clinical and radiological outcomes after autologous matrix-induced chondrogenesis versus microfracture of the knee:a systematic review and meta-analysis with a minimum 2-year follow-up[J]. Orthop J Sports Med,2020,8(11):2325967120959280.

[45]中国医师协会骨科医师分会显微修复工作委员会,中国修复重建外科专业委员会骨缺损及骨坏死学组,中华医学会骨科分会显微修复学组. 成人股骨头坏死临床诊疗指南(2016)[J]. 中华骨科杂志,2016,36(15):945-954.

[46]中国医师协会骨科医师分会骨循环与骨坏死专业委员会,中华医学会骨科分会骨显微修复学组,国际骨循环学会中国区. 中国成人股骨头坏死临床诊疗指南(2020)[J]. 中华骨科杂志,2020,40(20):1365-1376.

[47]王谦,黄国鑫,陈磊,等. 髓芯减压联合自体骨髓间充质干细胞移植治疗股骨头坏死:安全和有效性的 Meta 分析[J]. 中国组织工程研究,2018,22(17):2733-2739.

[48]GIANAKOS A,NI A,ZAMBRANA L,et al. Bone marrow aspirate concentrate in animal long bone healing:an analysis of basic science evidence[J]. J Orthop Trauma,2016,30(1):1-9.

[49]HARFORD J S,DEKKER T J,ADAMS S B. Bone marrow aspirate concentrate for bone

healing in foot and ankle surgery[J]. Foot Ankle Clin,2016,21(4):839-845.

[50]VADALÀ G,DI MARTINO A,RUSSO F,et al. Autologous bone marrow concentrate combined with platelet - rich plasma enhance bone allograft potential to induce spinal fusion[J]. J Biol Regul Homeost Agents,2016,30(4 Suppl 1):165-172.

[51]JOHNSON R G. Bone marrow concentrate with allograft equivalent to autograft in lumbar fusions[J]. Spine (Phila Pa 1976),2014,39(9):695-700.

[52]SCHOTTEL P C,WARNER S J. Role of bone marrow aspirate in orthopedic trauma [J]. Orthop Clin North Am,2017,48(3):311-321.

[53]RAMASWAMY REDDY S H,REDDY R,BABU N C,et al. Stem-cell therapy and platelet - rich plasma in regenerative medicines:A review on pros and cons of the technologies[J]. J Oral Maxillofac Pathol,2018,22(3):367-374.

[54]单桂秋,施琳颖,李艳辉,等.自体富血小板血浆制备技术专家共识[J].中国输血杂志,2021,34(7):677-683.

[55]DOHAN EHRENFEST D M,ANDIA I,ZUMSTEIN M A,et al. Classification of platelet concentrates (platelet-rich plasma-PRP,platelet-rich fibrin-PRF) for topical and infiltrative use in orthopedic and sports medicine:current consensus,clinical implications and perspectives[J]. Muscles Ligaments Tendons J,2014,4(1):3-9.

[56]GIUSTI I,D'ASCENZO S,MANCÒ A,et al. Platelet concentration in platelet-rich plasma affects tenocyte behavior in vitro[J]. Biomed Res Int,2014,2014:630870.

[57]GRAZIANI F,IVANOVSKI S,CEI S,et al. The in vitro effect of different PRP concentrations on osteoblasts and fibroblasts[J]. Clin Oral Implants Res,2006,17(2):212-219.

[58]OUDELAAR B W,PEERBOOMS J C,HUIS IN'T VELD R,et al. Concentrations of blood components in commercial platelet-rich plasma separation systems:a review of the literature[J]. Am J Sports Med,2019,47(2):479-487.

[59]SHANBHAG S,PANDIS N,MUSTAFA K,et al. Alveolar bone tissue engineering in critical - size defects of experimental animal models:a systematic review and meta - analysis[J]. J Tissue Eng Regen Med,2017,11(10):2935-2949.

[60]LIU Q,LU W F,ZHAI W. Toward stronger robocast calcium phosphate scaffolds for bone tissue engineering:a mini - review and meta - analysis[J]. Biomater Adv,2022,134:112578.

[61]CROWLEY C,WONG J M,FISHER D M,et al. A systematic review on preclinical and clinical studies on the use of scaffolds for bone repair in skeletal defects[J]. Curr Stem Cell Res Ther,2013,8(3):243-52.

[62]GAO L,ORTH P,CUCCHIARINI M,et al. Autologous matrix-induced chondrogenesis:a systematic review of the clinical evidence[J]. Am J Sports Med,2019,47(1):222-231.

[63]APPRICH S,TRATTNIG S,WELSCH G H,et al. Assessment of articular cartilage repair tissue after matrix-associated autologous chondrocyte transplantation or the microfracture

technique in the ankle joint using diffusion-weighted imaging at 3 Tesla[J]. Osteoarthritis Cartilage,2012,20(7):703-711.

[64]SHEN W,CHEN X,CHEN J,et al. The effect of incorporation of exogenous stromal cell-derived factor-1 alpha within a knitted silk-collagen sponge scaffold on tendon regeneration[J]. Biomaterials,2010,31(28):7239-7249.

[65]HU Y,RAN J,ZHENG Z,et al. Exogenous stromal derived factor-1 releasing silk scaffold combined with intra-articular injection of progenitor cells promotes bone-ligament-bone regeneration[J]. Acta Biomater,2018,71:168-183.

[66]LIU H,YANG L,ZHANG E,et al. Biomimetic tendon extracellular matrix composite gradient scaffold enhances ligament-to-bone junction reconstruction[J]. Acta Biomater, 2017,56:129-140.

[67]ZHENG Z,RAN J,CHEN W,et al. Alignment of collagen fiber in knitted silk scaffold for functional massive rotator cuff repair[J]. Acta Biomater,2017,51:317-329.

[68]MAO Z,FAN B,WANG X,et al. A systematic review of tissue engineering scaffold in tendon bone healing in vivo[J]. Front Bioeng Biotechnol,2021,9:621483.

[69]RODRIGUES M T,REIS R L,GOMES M E. Engineering tendon and ligament tissues: present developments towards successful clinical products [J]. J Tissue Eng Regen Med,2013,7(9):673-686.

[70]SHEN W,CHEN J,YIN Z,et al. Allogenous tendon stem/progenitor cells in silk scaffold for functional shoulder repair[J]. Cell Transplant,2012,21(5):943-958.

[71]HU Y,LE H,JIN Z,et al. Application of silk-based tissue engineering scaffold for tendon/ ligament regeneration[J]. Zhejiang Da Xue Xue Bao Yi Xue Ban,2016,45(2): 152-160.

[72]YANG G,ROTHRAUFF B B,TUAN R S. Tendon and ligament regeneration and repair:clinical relevance and developmental paradigm[J]. Birth Defects Res C Embryo Today,2013,99 (3):203-222.

[73]LIEM M S,VAN DUYN E B,VAN DER GRAAF Y,et al. Recurrences after conventional anterior and laparoscopic inguinal hernia repair: a randomized comparison [J]. Ann Surg,2003,237(1):136-141.

[74]唐健雄,黄磊,李绍杰.生物材料在腹壁疝治疗中的现状和前景[J].中华消化外科杂志,2020,19(7):5.

[75]FANG Z,REN F,ZHOU J,et al. Biologic mesh versus synthetic mesh in open inguinal hernia repair:system review and meta-analysis[J]. ANZ J Surg,2015,85(12):910-916.

[76]唐国富.生物补片在 Lichtenstein 疝修补术后疗效的系统评价和 meta 分析[D].泸州:西南医科大学,2020.

[77]DEEKEN C R,MELMAN L,JENKINS E D,et al. Histologic and biomechanical evaluation of crosslinked and non-crosslinked biologic meshes in a porcine model of ventral incision-

al hernia repair[J]. J Am Coll Surg,2011,212(5):880-888.

[78]CAVALLO J A,ROMA A A,JASIELEC M S,et al. Remodeling characteristics and collagen distribution in biological scaffold materials explanted from human subjects after abdominal soft tissue reconstruction:an analysis of scaffold remodeling characteristics by patient risk factors and surgical site classifications[J]. Ann Surg,2015,261(2):405-415.

[79]ZHU S,LIU J,ZHENG C,et al. Analysis of human acellular nerve allograft reconstruction of 64 injured nerves in the hand and upper extremity:a 3 year follow-up study[J]. J Tissue Eng Regen Med,2017,11(8):2314-2322.

[80]HE B, ZHU Q, CHAI Y, et al. Safety and efficacy evaluation of a human acellular nerve graft as a digital nerve scaffold:a prospective, multicentre controlled clinical trial[J]. J Tissue Eng Regen Med,2015,9(3):286-295.

[81]薛成斌,朱慧,孙华林,等.丝素组织工程神经移植物修复犬坐骨神经缺损的研究:中国解剖学会 2015 年年会[C].中国青海西宁,2015.

[82]顾晓松.组织工程神经修复周围神经缺损研究及展望:中国神经科学学会第十届全国学术会议[C].中国北京,2013.

[83]NISHIDA K,YAMATO M,HAYASHIDA Y,et al. Corneal reconstruction with tissue-engineered cell sheets composed of autologous oral mucosal epithelium[J]. N Engl J Med,2004,351(12):1187-1196.

[84]FAGERHOLM P,LAGALI N S,CARLSSON D J,et al. Corneal regeneration following implantation of a biomimetic tissue-engineered substitute[J]. Clin Transl Sci,2009,2(2):162-164.

[85]陈娜,石栋,赵江月.构建组织工程人工角膜的天然生物材料的研究进展[J].国际眼科杂志,2022,22(1):44-48.

[86]车欣.基于羊膜和角膜基质细胞的一种新型组织工程角膜[D].厦门:厦门大学,2019.

[87]樊渝江,张兴栋.骨诱导性磷酸钙陶瓷——从基础研究到临床应用[J].中国医疗器械信息,2013,19(9):11-13.

[88]WANG H,XU Y,WANG P,et al. Cell-mediated injectable blend hydrogel-BCP ceramic scaffold for in situ condylar osteochondral repair[J]. Acta Biomater,2021,123:364-378.

[89]ZHANG L,HANAGATA N,MAEDA M,et al. Porous hydroxyapatite and biphasic calcium phosphate ceramics promote ectopic osteoblast differentiation from mesenchymal stem cells[J]. Sci Technol Adv Mater,2009,10(2):025003.

[90]FU Q,HONG Y,LIU X,et al. A hierarchically graded bioactive scaffold bonded to titanium substrates for attachment to bone[J]. Biomaterials,2011,32(30):7333-7346.

[91]ZHI W,WANG X,SUN D,et al. Optimal regenerative repair of large segmental bone defect in a goat model with osteoinductive calcium phosphate bioceramic implants[J]. Bioact Mater,2022,11:240-253.

第二章

富血小板血浆制备方法、生物学特点及临床应用共识

富血小板血浆的临床应用已有30多年历史,适用于多种适应证,尤其在肌肉骨骼系统的再生医学领域取得良好的结果[1]。自2000年以来,关于富血小板血浆的研究及临床应用有大量的研究文献。通过PubMed检索"platelet rich plasma"文献达11 545篇,中国知网检索"富血小板血浆"文献达2 750篇。目前,PRP在肌肉骨骼系统应用的安全性、有效性获得了广泛的认可,应用范围不断扩大,而且解决了许多临床传统方法难以克服的难题,令无数患者从中受益[2]。PRP治疗方案在过去10年中有了巨大的发展。通过实验和临床研究,我们现在对血小板和其他细胞生理学有了更好的了解。此外,一些高质量的系统综述、荟萃分析和随机对照试验表明了PRP生物技术在许多医学领域的有效性,包括皮肤科[3-4]、心脏外科[5]、整形外科[6-7]、骨科[8-9]和运动医学[10-12]。

富血小板血浆是自体外周静脉血通过离心等工艺制备的血小板浓集物,还包含纤维蛋白和(或)白细胞浓缩物。其包含的主要生长因子有血小板衍生生长因子(platelet-derived growth factor,PDGF)、转化生长因子-β1(transforming growth factor-β1,TGF-β1)、转化生长因子-β2(transforming growth factor-β2,TGF-β2)、血管内皮生长因子(vascular endothelial growth factor,VEGF)、表皮生长因子(endothelial growth factor,EGF)、胰岛素样生长因子(insulin-like growth factor,IGF)等和纤维蛋白。在组织修复过程的各个阶段,各种生长因子、细胞因子和局部作用的调节因子通过内分泌、旁分泌、自分泌和内脏机制对最基本的细胞功能做出贡献[13]。

根据PRP成分是否富含白细胞及液态或固态,将PRP分为4个主要家族[14]:①纯富血小板血浆(pure platelet-rich plasma,P-PRP或者leukocyte-poor platelet-rich plasma),特点为血小板纯度高,白细胞含量极低,激活后纤维蛋白的强度低。使用方式为液体注射或激活后成胶方式局部应用。其制备方法可用输血医学/血库常用的成分血单采机,或PRP分离制备套件系统[15]。②富白细胞PRP(leukocyte- and platelet-rich plasma,L-PRP),特点为血小板和白细胞同时富集,激活后的纤维蛋白强度低。使用方式为液体注射或激活后成胶方式。其制备采用分离制备套件系统为主,如美国的Smart-PreP和Biomet GPS Ⅲ。③纯血小板纤维蛋白(pure platelet-rich fibrin,P-PRF),特点为富含血小板,激活后纤维蛋白的强度高,白细胞含量极低。可以作为黏合剂将其他固体颗粒生物材料黏合在一起使用,并提供生长因子,难以通过注射方式使用。制备系统如

美国的 Fibrinet PRFM。④富白细胞和血小板纤维蛋白(leukocyte - and platelet - rich fibrin, L-PRF)[16-17]。特点为血小板和白细胞同时富集,纤维蛋白强度高,难以通过注射方式使用。制备系统如美国的 IntraSpin L-PRF。制备方便,甚至不需要血液抗凝剂。4 类血小板浓缩物的基质和细胞结构示意见图 2-1[18]。

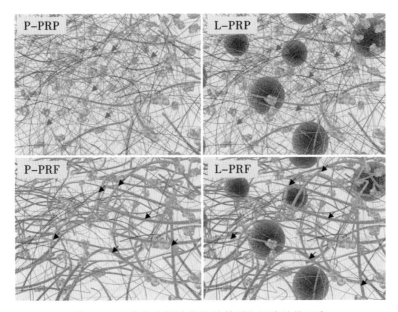

图 2-1 4 类血小板浓缩物的基质和细胞结构示意

蓝色圆圈代表白细胞含量,黄色/浅棕色纤维代表纤维蛋白密度。血小板聚集体(浅灰色)总是聚集在纤维蛋白纤维上。在典型的 P-PRP 和 L-PRP 制剂中,由于简单的纤维聚合,纤维蛋白网络不成熟,主要由直径较小的原纤维组成(红色箭头)。这种纤维蛋白网络支持手术期间的血小板应用,但像纤维蛋白胶一样迅速溶解。在 P-PRF 和 L-PRF 制剂中,纤维蛋白纤维较粗(黑色箭头),并构成纤维蛋白材料基质。

第一节 制备方法

由于外周血中的不同成分的密度不同(表 2-1),可通过梯度离心的方式来分离,密度小的在上面,密度大的在下面。外周血中血浆和红细胞的比例最大,夹在两者之间的狭窄区域为血小板、单核细胞及白细胞。

血小板 α 颗粒中包含多种生长因子,常用制备后的血小板浓度较正常血小板浓度的倍数来区分高浓集制备系统(4~9 倍)和低浓集制备系统(2.5~3.0 倍)[19]。高浓集制备系统主要有 Biomet GPS Ⅲ、Smart-prep、Magellan systems,低浓集制备系统主要有 ACP、Cascade、Endoret、RegenPRP。

表 2-1　外周血中不同成分的密度

成分	密度
血浆(plasma)	1.025～1.029
血小板(platelet)	1.060～1.067
单核细胞(monocyte)	1.062～1.068
淋巴细胞(lymphocyte)	1.068～1.072
中性粒细胞(neutrophilic)	1.080～1.090
红细胞(red blood cell,RBC)	1.086～1.100

　　截至 2022 年 10 月,国家药品监督管理局已批准 5 款国产的 PRP 制备套装(第三类医疗器械)和 4 款进口的 PRP 制备套装。不同的制备套装系统,有方便制备的优势,但也常常难满足个体化治疗的需求。若所在医院建设有细胞治疗的洁净车间及质量管理体系,专业的制备人员更能满足个体化治疗的需求。

　　临床治疗时,不同的适应证对 PRP 成分及含量的要求不同,且患者外周血的血小板浓度也存在差异,血液黏度也常发生变化。不同的制备系统在血小板回收率、白细胞去除率或回收率、纤维蛋白浓集率等方面存在差异。医生指导下的个体化治疗,需综合考虑以上三方面因素,适应证决定使用量及有效成分含量、制备系统参数和患者血小板浓度决定外周血的采血量。制备系统应推荐各自的计算公式,供医生计算采血量。

　　常规 PRP 制备有一次、两次和三次离心法。血液经第 1 次离心后分为 3 层,上层(血清)、中层(血小板、单核细胞、白细胞)、下层(红细胞)。

　　1. 一次离心法　直接取第 1 次离心后的上层和中层(或部分中层)成分进行使用,该方法常制备低浓集 PRP。

　　2. 两次离心法　取第 1 次离心后的上层、中层(或部分中层)进行第 2 次离心,根据使用体积取底部剩余的量,摇匀后得到低至高血小板浓度 PRP。该制备方法常获得L-PRP。

　　3. 三次离心法　第 1 次和第 2 次的离心力不宜过大,离心时间可适当延长,分别去除红细胞和白细胞。第 2 次离心后,轻取上层的血浆和血小板,进行第 3 次离心,获得P-PRP。

　　如需要使用激活后 PRP 或 PRP 胶体,选择合适的凝血酶等不同激活剂。

第二节　生物学特点

　　不同成分的 PRP 在研究文献中具有相应的术语及其缩写[1](表 2-2),许多研究未明确具体的 PRP 使用成分,这也是导致疗效差异化的原因。

表2-2 PRP产品相关术语及其缩写

缩写	PRP产品
A-PRF	advanced platelet-rich fibrin
ACP	autologous conditioned plasma
AGF	autologous growth factors
APG	autologous platelet gel
C-PRP	clinical platelet-rich plasma
i-PRF	injectable platelet-rich fibrin
LP-PRP	leukocyte-poor platelet-rich plasma
LR-PRP	leukocyte-rich platelet-rich plasma
PFC	platelet-derived factor concentrate
P-PRP	pure platelet rich plasma
PFS	platelet fibrin sealant
PLG	platelet-leukocyte gel
PRF	platelet-rich fibrin
PRFM	platelet-rich fibrin matrix
PRGF	preparation rich in growth factors

PRP相关生长因子和细胞因子的细胞来源及其功能[1,20]见表2-3。

表2-3 PRP相关生长因子和细胞因子的细胞来源及其功能

生长因子/细胞因子	细胞来源	功能和影响
血小板衍生生长因子（PDGF）	血小板、内皮细胞、巨噬细胞、平滑肌细胞	间充质细胞和成骨细胞的有丝分裂；刺激趋化性和成纤维细胞/胶质细胞/平滑肌细胞的有丝分裂；调节胶原酶分泌和胶原蛋白合成；刺激巨噬细胞和中性粒细胞趋化性
转化生长因子α-β（TGF α-β）	巨噬细胞、T淋巴细胞、角质形成细胞	刺激未分化的间充质细胞增殖；调节内皮细胞、成纤维细胞和成骨细胞的有丝分裂；调节胶原蛋白合成和胶原酶分泌；调节其他生长因子的促有丝分裂作用；刺激内皮趋化性和血管生成；抑制巨噬细胞和淋巴细胞增殖
血管内皮生长因子（VEGF）	血小板、巨噬细胞、角质形成细胞、内皮细胞	增加血管生成和血管通透性；刺激内皮细胞有丝分裂

续表2-3

生长因子/细胞因子	细胞来源	功能和影响
表皮生长因子（EGF）	血小板、巨噬细胞、单核细胞	刺激角质形成细胞、成纤维细胞的增殖，刺激内皮细胞有丝分裂
成纤维细胞生长因子（a-b）-FGF	血小板、巨噬细胞、间充质细胞、软骨细胞、成骨细胞	促进软骨细胞和成骨细胞的生长和分化；间充质细胞、软骨细胞和成骨细胞的有丝分裂
结缔组织生长因子（CTGF）	血小板、成纤维细胞	促进血管生成、软骨再生、纤维化和血小板黏附
胰岛素样生长因子-1（IGF-1）	血小板、血浆、上皮细胞、内皮细胞、成纤维细胞、成骨细胞、骨基质	对成纤维细胞具有趋化作用并刺激蛋白质合成。通过成骨细胞的增殖和分化促进骨形成
肝细胞生长因子（HGF）	血小板、间充质细胞	调节上皮/内皮细胞的细胞生长和运动，支持伤口愈合过程中的上皮修复和新生血管
角质形成细胞生长因子（KGF）	成纤维细胞、间充质细胞	调节上皮迁移和增殖
血管生成素-1（Ang-1）	血小板、中性粒细胞	诱导血管生成，刺激内皮细胞的迁移和增殖。通过周细胞的募集支持和稳定血管发育
血小板因子4（PF4）	血小板	调用白细胞并调节其激活杀微生物活性
基质细胞衍生因子-1α（SDF-1α）	血小板、内皮细胞、成纤维细胞	招募CD34+细胞，诱导其归巢、增殖和分化为内皮祖细胞，刺激血管生成。招募间充质干细胞和白细胞
肿瘤坏死因子（TNF）	巨噬细胞、肥大细胞、T淋巴细胞	调节单核细胞迁移、成纤维细胞增殖、巨噬细胞活化、血管生成

一、血小板浓度

不同的PRP表现出不同的生物学特征和机制，并且在临床应用方面存在明显的差异。PRP的使用量、使用浓度和使用次数也会影响临床疗效。体外细胞研究的结果与体内研究的结果并不一致。体外研究发现PRP制剂对成纤维细胞和成骨细胞的促增殖作用具有剂量依赖性，当血小板计数为（800~1 000）×10^9/L时能够达到更好的促增殖作用[21]。体外细胞研究发现，当PRP血小板浓度比基线值高2.5倍时[21]，对成骨细胞和成纤维细胞增殖的影响最大。基础研究和临床应用研究都较倾向血小板浓度为（500~1 000）×10^9/L[2]。以相对基线的血小板倍数表示PRP中的血小板浓度时，认为PRP中的血小板浓度以4~8倍为宜。正常血小板浓度为（100~300）×10^9/L，据报道离心后的PRP中血小板浓度可达全血的3~10倍，当血小板浓度约为基线的4倍时，具有更好的临床益处[22]；相对基线5倍血小板浓度时，可获得更好的脊柱椎间融合效果[23]。

二、白细胞浓度

白细胞由于其免疫和宿主防御机制,极大地影响了急性和慢性组织疾病的内在生物学。PRP 中白细胞存在有利和不利影响[24]。白细胞的潜在有利作用包括其在组织重塑中的作用及其增强的抗菌和免疫抵抗力[18,25]。在慢性伤口治疗时,适度的组织炎症反应水平升高是必要的,它们在血管生成和组织修复中具有作用[26]。然而,白细胞的不利方面为白细胞释放炎症因子和金属蛋白酶(MMPs),可能对靶组织产生炎症作用和分解代谢,这与增殖减少和凋亡增加有关[27-32]。越来越多的证据表明 P-PRP 或 L-PRP 应与特定的临床应用领域相匹配。在治疗膝关节骨关节炎时,使用 P-PRP 似乎比 L-PRP 更有益[33]。治疗肌腱疾病时,L-PRP 可能导致Ⅲ型胶原与Ⅰ型胶原的比率升高,增加纤维化并降低肌腱强度[34]。与 L-PRP 相比,P-PRP 可能更适合于骨再生,而 P-PRP 和 β-TCP 的联合使用是自体骨移植治疗骨缺损的一种安全、简单、有效的替代选择[32]。

三、PRP 与 BMAC 的协同作用

PRP 和骨髓浓集液(bone marrow aspirate concentrate,BMAC)被普遍应用于肌肉骨骼系统的再生修复。PRP 组分不仅调节细胞迁移和细胞增殖,而且有助于血管生成和细胞外基质(ECM)重塑,以创造有利的微环境,增强组织修复和再生。尽管 PRP 和 BMAC 的组织采集、制备和作用机制不同,但研究表明它们可以相互补充。事实上,将 PRP 和BMAC 联合使用可能会有额外的优势[35-38]。

BMAC 是包括骨髓间充质干细胞(BMSCs)的异质细胞成分,其成为再生医学修复治疗的内源性细胞来源。它们通过减少细胞凋亡、纤维化和炎症发挥作用,以及激活导致细胞增殖的级联反应。此外,骨髓间充质干细胞有可能分化为多种细胞系,包括成骨细胞、脂肪细胞、成肌细胞、上皮细胞和神经细胞。它们还通过旁分泌和自分泌途径促进血管生成[39]。同样重要的是,骨髓间充质干细胞是免疫调节作用的贡献者,独立于参与伤口修复炎症阶段的免疫特异性细胞。此外,骨髓间充质干细胞支持向新生血管部位的细胞募集,以加速局部血运重建。有研究证实,在缺乏足够的生物支架的情况下骨髓间充质干细胞的存活率及其增强愈合的修复和分化能力受到限制[40]。

PRP 血小板生长因子是参与 BMAC 修复过程的关键蛋白。血小板生长因子和其他细胞因子协同 BMAC 发挥作用,可以通过减少细胞凋亡、抗炎作用及激活细胞来启动组织修复,通过旁分泌和自分泌途径的促进增殖、分化和血管生成[41-42]。比如在骨关节炎治疗中,PDGF 通过 MSC 增殖和抑制 IL-1 诱导的软骨细胞凋亡和炎症,在软骨再生和维持稳态中发挥着特殊作用[43]。此外,3 种 TGF-β 亚型在刺激软骨生成、抑制炎症方面具有活性,它们通过分子间作用表达了促进 MSC 相关组织愈合的能力[41]。MSC 营养效应与 PGF 活性和修复性细胞因子的分泌有关[39]。理想情况下,所有这些细胞因子应存在于 BMAC 治疗制剂中,并输送至组织损伤部位,以促进最佳的 MSC 组织愈合过程[42]。

第三节　临床应用共识

中国医疗保健国际交流促进会骨科分会制定《富血小板血浆在骨关节外科临床应用专家共识(2018 年版)》[44];中国老年医学学会烧创伤分会制定《浓缩血小板制品在创面修复中应用的全国专家共识(2020 版)》[45];中国康复医学会再生医学与康复专业委员会制定《浓缩血小板制品在面部皮肤软组织年轻化中应用的专家共识(2020 版)》[46];2021 年中国输血协会临床输血管理学专业委员会制定《自体富血小板血浆制备技术专家共识》[2]。专家共识对 PRP 的制备人员、设备、耗材、方法和环境等条件作了具有指导意义的规范,为从事 PRP 制备的医技护人员能够科学、规范地制备出有质量控制的 PRP 制品提供建设性意见,为科学推进 PRP 应用新技术的规范化临床应用提供参考建议。

由于血液成分和生长因子在特定应用领域的理想浓度尚未确定,未来的研究应该集中在不同类型的 PRP 最适合哪些特定领域[47]。

参考文献

[1] EVERTS P,ONISHI K,JAYARAM P,et al. Platelet-rich plasma:new performance understandings and therapeutic considerations in 2020[J]. Int J Mol Sci,2020,21(20):7794.

[2] 单桂秋,施琳颖,李艳辉,等. 自体富血小板血浆制备技术专家共识[J]. 中国输血杂志,2021,34(7):677-683.

[3] GUPTA A K,COLE J,DEUTSCH D P,et al. Platelet-rich plasma as a treatment for androgenetic alopecia[J]. Dermatol Surg,2019,45(10):1262-1273.

[4] SHAPIRO J,HO A,SUKHDEO K,et al. Evaluation of platelet-rich plasma as a treatment for androgenetic alopecia:a randomized controlled trial[J]. J Am Acad Dermatol,2020,83(5):1298-1303.

[5] KIRMANI B H,JONES S G,DATTA S,et al. A meta-analysis of platelet gel for prevention of sternal wound infections following cardiac surgery[J]. Blood Transfus,2017,15(1):57-65.

[6] VAN DONGEN J A,BOXTEL J V,WILLEMSEN J C,et al. The addition of tissue stromal vascular fraction to platelet-rich plasma supplemented lipofilling does not improve facial skin quality:a prospective randomized clinical trial[J]. Aesthet Surg J,2021,41(8):NP1000-NP1013.

[7] SCLAFANI A P,AZZI J. Platelet preparations for use in facial rejuvenation and wound healing:a critical review of current literature[J]. Aesthetic Plast Surg,2015,39(4):495-505.

[8] MUCHEDZI T A,ROBERTS S B. A systematic review of the effects of platelet rich plasma

on outcomes for patients with knee osteoarthritis and following total knee arthroplasty [J]. Surgeon,2018,16(4):250-258.

[9]MARIANI E,PULSATELLI L. Platelet concentrates in musculoskeletal medicine[J]. Int J Mol Sci,2020,21(4):1328.

[10]MLYNAREK R A,KUHN A W,BEDI A. Platelet-rich plasma (PRP) in orthopedic sports medicine[J]. Am J Orthop (Belle Mead NJ),2016,45(5):290-326.

[11]SEOW D,SHIMOZONO Y,TENGKU YUSOF T,et al. Platelet-rich plasma injection for the treatment of hamstring injuries:a systematic review and meta-analysis with best-worst case analysis[J]. Am J Sports Med,2021,49(2):529-537.

[12]ENGEBRETSEN L,STEFFEN K,ALSOUSOU J,et al. IOC consensus paper on the use of platelet-rich plasma in sports medicine[J]. Br J Sports Med,2010,44(15):1072-1081.

[13]ANDIA I,MAFFULLI N. A contemporary view of platelet-rich plasma therapies:moving toward refined clinical protocols and precise indications[J]. Regen Med,2018,13(6):717-728.

[14]DOHAN EHRENFEST D M,ANDIA I,ZUMSTEIN M A,et al. Classification of platelet concentrates (platelet-rich plasma-PRP,platelet-rich fibrin-PRF) for topical and infiltrative use in orthopedic and sports medicine:current consensus,clinical implications and perspectives[J]. Muscles Ligaments Tendons J,2014,4(1):3-9.

[15]ANITUA E,SÁNCHEZ M,ORIVE G,et al. The potential impact of the preparation rich in growth factors (PRGF) in different medical fields[J]. Biomaterials,2007,28(31):4551-4560.

[16]LYRIS V,MILLEN C,BESI E,et al. Effect of leukocyte and platelet rich fibrin (L-PRF) on stability of dental implants. A systematic review and meta-analysis[J]. Br J Oral Maxillofac Surg,2021,59(10):1130-1139.

[17]DOHAN EHRENFEST D M,PINTO N R,PEREDA A,et al. The impact of the centrifuge characteristics and centrifugation protocols on the cells,growth factors,and fibrin architecture of a leukocyte-and platelet-rich fibrin (L-PRF) clot and membrane[J]. Platelets,2018,29(2):171-184.

[18]DOHAN EHRENFEST D M,RASMUSSON L,ALBREKTSSON T. Classification of platelet concentrates:from pure platelet-rich plasma (P-PRP) to leucocyte-and platelet-rich fibrin (L-PRF)[J]. Trends Biotechnol,2009,27(3):158-167.

[19]DHURAT R,SUKESH M. Principles and methods of preparation of platelet-rich plasma:a review and author's perspective[J]. J Cutan Aesthet Surg,2014,7(4):189-197.

[20]GIUSTI I,D'ASCENZO S,MACCHIARELLI G,et al. In vitro evidence supporting applications of platelet derivatives in regenerative medicine[J]. Blood Transfus,2020,18(2):117-129.

[21]GRAZIANI F,IVANOVSKI S,CEI S,et al. The in vitro effect of different PRP concentra-

tions on osteoblasts and fibroblasts[J]. Clin Oral Implants Res,2006,17(2):212-219.

[22] KIM J I,BAE H C,PARK H J,et al. Effect of storage conditions and activation on growth factor concentration in platelet-rich plasma[J]. J Orthop Res,2020,38(4):777-784.

[23] PARK M S,MOON S H,KIM T H,et al. Platelet-rich plasma for the spinal fusion[J]. J Orthop Surg (Hong Kong),2018,26(1):2309499018755772.

[24] WEIBRICH G,KLEIS W K,HAFNER G,et al. Comparison of platelet,leukocyte, and growth factor levels in point-of-care platelet-enriched plasma,prepared using a modified Curasan kit,with preparations received from a local blood bank[J]. Clin Oral Implants Res,2003,14(3):357-362.

[25] MOOJEN D J,EVERTS P A,SCHURE R M,et al. Antimicrobial activity of platelet-leukocyte gel against Staphylococcus aureus[J]. J Orthop Res,2008,26(3):404-410.

[26] PHILLIPSON M,KUBES P. The healing power of neutrophils[J]. Trends Immunol, 2019,40(7):635-647.

[27] ANITUA E,ZALDUENDO M,TROYA M,et al. Leukocyte inclusion within a platelet rich plasma-derived fibrin scaffold stimulates a more pro-inflammatory environment and alters fibrin properties[J]. PLoS One,2015,10(3):e 0121713.

[28] ASSIRELLI E,FILARDO G,MARIANI E,et al. Effect of two different preparations of platelet-rich plasma on synoviocytes[J]. Knee Surg Sports Traumatol Arthrosc,2015,23 (9):2690-703.

[29] BRAUN H J,KIM H J,CHU C R,et al. The effect of platelet-rich plasma formulations and blood products on human synoviocytes:implications for intra-articular injury and therapy[J]. Am J Sports Med,2014,42(5):1204-1210.

[30] MCCARREL T M,MINAS T,FORTIER L A. Optimization of leukocyte concentration in platelet-rich plasma for the treatment of tendinopathy[J]. J Bone Joint Surg Am, 2012,94(19):e143(1-8).

[31] BOSWELL S G,SCHNABEL L V,MOHAMMED H O,et al. Increasing platelet concentrations in leukocyte-reduced platelet-rich plasma decrease collagen gene synthesis in tendons[J]. Am J Sports Med,2014,42(1):42-49.

[32] YIN W,QI X,ZHANG Y,et al. Advantages of pure platelet-rich plasma compared with leukocyte- and platelet-rich plasma in promoting repair of bone defects[J]. J Transl Med,2016,14:73.

[33] RIBOH J C,YANKE A B,COLE B J. Effect of leukocyte concentration on the efficacy of prp in the treatment of knee oa:response[J]. Am J Sports Med,2016,44(11):NP66-NP67.

[34] ZHOU Y,WANG J H. PRP treatment efficacy for tendinopathy:a review of basic science studies[J]. Biomed Res Int,2016,2016:9103792.

[35] HEDE K,CHRISTENSEN B B,JENSEN J,et al. Combined bone marrow aspirate and platelet-rich plasma for cartilage repair:two-year clinical results[J]. Cartilage,2021,13

(1_suppl):937S-947S.

[36]LANA J,DA FONSECA L F,MACEDO R,et al. Platelet-rich plasma vs bone marrow aspirate concentrate:An overview of mechanisms of action and orthobiologic synergistic effects[J]. World J Stem Cells,2021,13(2):155-167.

[37]SHEHADI J A,ELZEIN S M,BEERY P,et al. Combined administration of platelet rich plasma and autologous bone marrow aspirate concentrate for spinal cord injury:a descriptive case series[J]. Neural Regen Res,2021,16(2):362-366.

[38]HOUDEK M T,WYLES C C,SMITH J H,et al. Hip decompression combined with bone marrow concentrate and platelet-rich plasma for corticosteroid-induced osteonecrosis of the femoral head:mid-term update from a prospective study[J]. Bone Jt Open,2021,2(11):926-931.

[39]CAPLAN A I,DENNIS J E. Mesenchymal stem cells as trophic mediators[J]. J Cell Biochem,2006,98(5):1076-1084.

[40]KIM S J,KIM E K,KIM S J,et al. Effects of bone marrow aspirate concentrate and platelet-rich plasma on patients with partial tear of the rotator cuff tendon[J]. J Orthop Surg Res,2018,13(1):1.

[41]KIM G B,SEO M S,PARK W T,et al. Bone marrow aspirate concentrate:its uses in osteoarthritis[J]. Int J Mol Sci,2020,21(9):3224.

[42]CASSANO J M,KENNEDY J G,ROSS K A,et al. Bone marrow concentrate and platelet-rich plasma differ in cell distribution and interleukin 1 receptor antagonist protein concentration[J]. Knee Surg Sports Traumatol Arthrosc,2018,26(1):333-342.

[43]GHARIBI B,HUGHES F J. Effects of medium supplements on proliferation,differentiation potential,and in vitro expansion of mesenchymal stem cells[J]. Stem Cells Transl Med,2012,1(11):771-782.

[44]袁霆,张长青,余楠生. 富血小板血浆在骨关节外科临床应用专家共识(2018年版)[J]. 中华关节外科杂志:电子版,2018,12(5):596-600.

[45]中国老年医学学会烧创伤分会. 浓缩血小板制品在创面修复中应用的全国专家共识(2020版)[J]. 中华烧伤杂志,2020,36(11):993-1002.

[46]OUDELAAR B W,PEERBOOMS J C,HUIS IN 'T VELD R,et al. Concentrations of blood components in commercial platelet-rich plasma separation systems:a review of the literature[J]. Am J Sports Med,2019,47(2):479-487.

[47]VADALÀ G,DI MARTINO A,RUSSO F,et al. Autologous bone marrow concentrate combined with platelet-rich plasma enhance bone allograft potential to induce spinal fusion[J]. J Biol Regul Homeost Agents,2016,30(4 Suppl 1):165-172.

第三章

生物材料概述及其在原位组织工程技术中的应用

目前由于各种形式的创伤及疾病导致的组织、器官的缺损或功能性丧失已经成为危害人类健康的主要原因之一。组织、器官的修复和功能重建成为生物医学领域面临的重大挑战。传统组织移植治疗方式受到器官来源、伦理及免疫排斥等方面的限制无法满足临床需求[1-2],组织工程技术的发展为临床治疗带来了新的思路和希望。组织工程技术（再生医学）是将生命科学和工程学的原理与技术相结合,在体外、离体或体内条件下,应用科学原理和方法构建具有生物活性功能的替代物或移植物,使组织和器官的结构和功能得到修复或再生,是用于医学诊断和治疗的技术。已有临床研究证明组织工程技术具有广阔的应用前景[3]。

第一节　生物材料概述

生物材料是组织工程和再生医学的重要组成部分,是材料学、生命科学和医学等领域关注的重点与研发热点。生物材料经历了第 1 代惰性材料和第 2 代具有活性或降解性质材料后,已发展到兼具可降解和生物活性的第 3 代生物材料。近年来,以生物材料作为细胞外基质,或仿生构建有利于组织再生微环境,或直接诱导组织再生,或作为器官再造与替代产品等应用研究已经显示出丰硕成果。另外,3D 打印技术与生物材料的有机结合对扩展材料应用于修复和再生提供了更加广阔的平台。

生物材料通常用于医学诊断和治疗、修复或替换人体组织和器官,并恢复或增进其生物功能,其临床的成功应用不仅发展和革新了当代医疗技术诊治水平,更是挽救了危重患者的生命,降低了重大疾病患者的死亡率,延长了患者寿命并提高了其生命质量。例如,基因诊断材料和器械的出现革新了临床诊断技术,使先天性重大疾病得以发现;介入导管、血管支架等生物材料的研发与使用不仅促进了介入治疗和微创伤治疗技术的形成和发展,更是挽救了如心脑血管类重大疾病患者的生命,还显著减少了患者手术创伤,减轻了痛苦并缩短了手术和恢复时间,节省了医疗费用;人工假体、医美整形等生物材料的应用明显提高了患者的生命质量。生物材料科学与产业的发展正在对医疗技术进步、保障人民生命健康、提高患者生活质量、节约医疗费用等发挥日益重大的作用[4]。

一、生物材料分类

生物材料应用广泛,品种很多,其分类方法也很多。生物材料包括金属材料(如碱金属及其合金等)、无机材料(生物活性陶瓷、羟基磷灰石等)和有机材料三大类。有机材料中主要是高分子聚合物材料,高分子聚合物材料通常按材料属性分为合成高分子材料(聚氨酯、聚酯、聚乳酸、聚乙醇酸、乳酸乙醇酸共聚物及其他医用合成塑料和橡胶等)、天然高分子材料(如胶原蛋白、丝素蛋白、纤维素、壳聚糖等);根据材料的用途,这些材料又可以分为生物惰性(bioinert)、生物活性(bioactive)或生物降解(biodegradable)材料;高分子聚合物中,根据降解产物能否被机体代谢和吸收,降解型高分子又可分为生物可吸收性和生物不可吸收性。

二、生物材料表征

生物材料,尤其是植入类材料,需要与人体长时间接触并在体内承担起修复和支撑功能,不仅要求其在生理条件下的物理机械性能要长期保持稳定,而且还不能对人体的组织、血液、免疫等系统产生不良影响,对材料各方面性能要求均较高。因此,生物材料化学结构和机械性能等基础性能的表征显得尤为重要,包括材料表面性能、材料组成、分子结构、机械性能等,对于可降解分子还会涉及分子链的断裂、分子量降低、降解产物测定等。常用的表征方法,如对材料表面的表征手段有光学显微镜、3D 光学轮廓仪、扫描电镜(SEM)、原子力显微镜(AFM)、接触角测试仪等,对材料化学成分的表征手段有红外光谱仪(FTIR)、拉曼光谱、X 射线衍射(XRD)、X 射线光电子能谱(XPS)、液–质联用(LC–MS)等。

三、生物材料性能

近年来的研究表明,生物材料的组成、结构和性能对其生物学功能的发挥具有重要作用。因此,人们试图结合仿生原理使用各种方法(如自组装、共混复合、3D 打印等)制备不同组成和结构的生物材料。进一步的生物学性能研究发现:①合适的仿生设计可赋予生物材料一定的生物学功能;②生物材料的组分、降解性、力学性能、二维或三维结构等因素会影响细胞因子活性发挥,调节细胞黏附、铺展、增殖、排列、干细胞分化或自我维持等生理节奏,从而影响组织再生的微环境;③生物材料能够刺激细胞的基因差异表达,合成新的细胞外基质(ECM),调控生物材料的降解、吸收进程,促进组织的修复和再生[5]。

组织工程支架用的材料一般要求毒性小,孔径大小适合细胞的黏附和细胞之间流通,并能较多地获取营养物、生长因子和活性物质(如生长激素等)。同时,材料表面直接与周围免疫环境接触、反应,其润湿度、表面形态、电荷情况等均影响周围环境中免疫细胞的生物学行为[5]。因此,用于原位组织工程技术的生物材料需具有适宜的物理性能、化学性能和生物学性能。理想的组织工程支架材料具有以下特点:无毒性,良好的生物组织相容性,不引起机体的免疫排斥反应;有一定孔隙率,良好的表面活性,维持生长其上的细胞形态和表型；具有生物可降解性及降解可调节性、可塑性和一定的机械强度；能增进细胞的黏附和增殖，诱导组织再生[6]。

四、生物相容性要求

关于生物材料的特征，其一是生物相容性，包括组织相容性和血液相容性，即不引起生物体组织、血液等的不良反应；其二是生物功能性，即能够对损伤组织或器官进行修复、替代及再生。生物相容性好，对人体无毒和无过敏反应，对机体无免疫排斥反应。接触或植入人体后，不应引起周围组织产生局部或全身性反应，并且最好能与周围组织形成化学结合，具有生物活性。和血液直接接触的生物材料，应具有抗凝血和抗血栓性能，不会引起血液凝固和溶血现象[7]。

第二节　生物材料在原位组织工程技术中的应用

原位组织工程技术又被称为原位诱导再生技术，是指不使用传统组织工程技术所需要的外来种子细胞，通过性能良好的支架材料与体内微环境的相互作用，促进并诱导自体干细胞增殖、迁移并黏附在支架材料上，进而实现损伤组织的原位再生。该过程不仅克服了常规生物材料难以实现功能再生性愈合的缺陷，也可避免传统组织工程和干细胞疗法在种子细胞来源和免疫排斥等方面的问题，是充分调动和激活人体自身再生能力的全新研究思路，代表着再生医学今后的发展方向[5]。

目前用于原位组织工程修复的支架材料主要分为天然高分子材料和合成高分子材料两大类。天然高分子材料主要包括胶原蛋白、丝素蛋白（silk fibroin，SF）、壳聚糖、黏多糖等。合成高分子材料主要包括聚乳酸、聚乙醇酸、聚羟丁酯、聚原酸酯及聚醚等[8]。合成高分子材料较天然高分子材料具有来源稳定、成分明确、制备过程经济、可重复生产等优点，但在生物活性、生物相容性和体内降解速度的可控性等方面不如天然生物材料。设计生物功能可控的合成材料是未来的研究方向。

本节主要介绍可降解的天然高分子材料在皮肤、骨、软骨等肌骨系统组织修复中的作用。

一、用于皮肤组织修复的天然生物材料

皮肤组织的细胞外基质主要由胶原蛋白和黏多糖组成。胶原蛋白-黏多糖（C-GAG）多孔材料支架在组织工程皮肤中的应用最为经典。C-GAG 支架作为真皮支架已经用于Ⅲ度烧伤创面的暂时性创面覆盖及慢性溃疡创面的治疗。C-GAG 支架的代表性产品为美国 FDA 批准的 Integra®[9-10]。它由两部分组成，表层是合成的硅胶聚合物，真皮层是 C-GAG 冻干支架。表层起屏障作用，控制水分的流失和细菌的侵入，并将在真皮层血管化后被移除。真皮层 C-GAG 支架则在成纤维细胞等黏附、增殖过程中，逐步降解并被新合成的胶原蛋白等替代。C-GAG 支架降解时间为 2~3 周。国内同类产

品 Lando® 通过国家药品监督管理局的批准上市使用。脱细胞真皮基质在深度烧伤、慢性创面、创伤创面中得到较好的临床应用[11-15]。

丝素蛋白是一种源于蚕丝去除丝胶的两亲性天然高分子材料,由 18 种氨基酸组成,其中甘氨酸、丙氨酸和丝氨酸是其主要组成部分,占总氨基酸含量的 75% 以上[16]。丝素蛋白经再生加工后可以形成薄膜、多孔海绵、水凝胶、纳米纤维膜等支架,更好地满足各种组织修复的需要。丝素蛋白的高透气率和高吸氧率、优异的机械性能、良好的生物相容性、可降解性、易于塑形等特点,使其在创面修复领域中受到研究者的青睐。丝素蛋白中富含的氨基酸能够激活巨噬细胞 JNK-STAT 信号通路,介导巨噬细胞发生 M2 极化行为,从而降低植入部位的炎症反应[17]。研究发现丝素蛋白通过活化血小板发挥促凝活性,可以显著缩短凝血时间,与明胶相比可以缩短 50% 左右[18]。研究发现丝素蛋白可促进成纤维细胞纤连蛋白和血管内皮生长因子的表达,激活 NF-κB 信号通路,促进伤口再上皮化,从而诱导伤口愈合[19]。研究显示,使用含有可溶性丝素蛋白的滴眼液治疗兔角膜上皮损伤,显著提高了上皮细胞增殖、角膜上皮损伤的快速愈合及角质上皮再生[20]。现有多项研究证明,丝素蛋白通过促进血管新生加速了伤口愈合。将丝素蛋白水凝胶用于烧伤创面,丝素蛋白水凝胶组比空白对照组的血管密度高 10 倍[21]。丝素蛋白中混合丝胶蛋白可以通过激活巨噬细胞,特别是提高 M2 型巨噬细胞的比例以促进血管化[22]。

针对皮肤创面的多样性和创面愈合过程的动态需求,丝素蛋白通过与天然或合成高分子材料复合,可获得多种治疗潜能。采用静电纺丝制备的丝素蛋白/壳聚糖二维复合纳米纤维膜不仅具有良好的抗菌性能,而且更有利于人角质细胞的黏附与铺展[23]。海藻酸钠能快速吸收水分并维持湿润密封环境,还具有清洁伤口的作用,避免伤口感染发炎。基于丝素蛋白与海藻酸钠的复合支架,可促进上皮细胞的增殖,实现大鼠伤口的快速愈合[24]。丝素蛋白凝胶还是生长因子的载体和药物缓释载体。Liu 等[25]将疏水性药物积雪草苷装载到丝素纳米纤维水凝胶中用于全层皮肤缺损修复,实现了无瘢痕组织再生。Yerra 等[26]通过静电纺丝技术制备负载抗生素(环丙沙星、阿莫西林和制霉菌素)的丝素蛋白/聚乙烯醇复合纳米纤维膜用于治疗烧伤创面,研究发现该材料对烧伤创面脓液感染病原菌具有抗菌敏感性,可有效治疗创面感染,促进细胞的增殖和创面愈合。

丝素蛋白(SF)和丝胶蛋白(SS)是蚕丝的两种主要蛋白质,是极具吸引力的生物材料,在组织工程和再生医学中具有巨大的潜力。从化学组成上看,蚕丝是一种天然的蛋白质聚合物,主要由核心的丝素蛋白(70%~75%)和外周包裹的丝胶蛋白(25%~30%)组成。虽然基于 SF 和 SS 的生物支架在多种组织修复和再生应用中显示出积极作用,然而,蚕丝材料内在生化信号通常被忽视,其对细胞功能和组织再生的整体影响仍有待阐明,特别是在高通量分子水平上。针对以上问题,东南大学张薇和陈佳林研究团队[27]首次通过多组学测序全面揭示了 SF 和 SS 对人间充质干细胞(MSCs)生物过程和信号通路的影响,进而明确 SF 和 SS 介导的主要细胞响应及机制。研究团队首先评估了 SF 和 SS 对 MSCs 的细胞行为和功能的影响。结果显示,尽管 SF 和 SS 对 MSCs 的增殖和活力有轻微的促进作用,但对 MSCs 三系分化潜能无显著影响。研究团队进一步通过多组学解析了 SF 和 SS 介导的细胞响应,发现 SF 和 SS 分别通过 Integrin/PI3K/Akt 和糖酵解信号通路显著增强 MSCs 的旁分泌功能,这些功能涉及细胞外基质沉积、血管生成和免疫调控等多种组织再生关键过程。此外,这些由 SF 和 SS 介导的旁分泌信号对皮肤伤口愈合的多种生物过程具有调控作用。因此,研究团队分别在体内外验证了 SF 和 SS 介导的旁分泌信号可通过调节皮肤微环境中多种常驻细胞(包括成纤维细胞、内皮细胞和巨噬细胞)的行为和功能,进而有效促进皮肤再生。相较于 SS,SF 在体内外展现出更优越的免疫调控功能,因而是一种更具有潜力的,可用于皮肤等多种组织修复再生的 MSCs 载体材料。

丝素蛋白膜用于供皮区创面治疗的临床研究显示,其平均创面愈合时间约为10 d[28]。国家药品监督管理局已批准丝素蛋白敷料用于皮肤创面修复治疗。

二、用于骨组织修复的天然生物材料

目前全球对骨移植的需求非常高,每年至少有 220 万次植骨手术。自体骨移植和同种异体骨植骨是临床治疗骨缺损的常用方法,但慢性炎症、疾病传播和免疫排斥反应的发生阻碍了其发展。在临床迫切需求的驱动下,骨组织工程领域应运而生,组织工程技术修复骨缺损被认为是一种理想方法。骨再生生物材料是一类可以支持骨组织在缺损部位的再生过程,同时在原位降解后能够被新生成的骨组织取代的组织工程支架。近年来,水凝胶、纳米纤维支架、3D 打印复合支架等多种形式的骨修复材料研究已取得重要进展。目前尚无理想的材料能够同时兼具良好的生物相容性、生物降解性、多孔三维结构、骨传导、骨诱导性、成骨活性(表 3-1)。

表 3-1　常见骨缺损修复材料的优势与不足[29]

骨缺损修复材料		特点与优势	缺点与不足
传统骨修复材料	自体骨	三维结构相近,优良的生物相容性、骨传导、骨诱导性	骨量不足、大小不匹配、可用性低、供体部位损伤
	同种异体骨	自体骨的有效替代品,良好的成骨诱导能力	供应不足、伦理争议、免疫原性
	异种骨	人工处理避免移植后可能出现的免疫排斥反应	诱导干细胞分化和增殖能力弱,存在病毒传播风险
	脱矿质骨基质	诱导脱钙骨基质中骨形成,促进骨再生;用于骨修复基质和递送生物活性剂的载体	减少抗原、破坏成骨因子、损伤无机成分、生物力学降低、成骨特性低
	生物陶瓷	生物相容性和力学稳定性好,优异的亲和性、抗血栓、灭菌性	机械强度不足、降解过快、抗疲劳性能较差
	金属材料	良好的生物相容性、安全性、力学稳定性、抗菌性	价格昂贵、加工性能差、耐腐蚀性差

续表 3-1

骨缺损修复材料		特点与优势	缺点与不足
现代骨修复材料	天然高分子材料	生物安全性好、易于细胞黏附增殖、廉价易得、来源广泛	机械强度不足、降解速度快、生物学性质不稳定
	合成高分子材料	结构可设计、优异的力学性能和加工性能、可调节的降解性	生物相容性差、亲水性和细胞黏附性弱
	复合材料	改善单一材料性能不足、提高生物学特性及骨再生能力	材料筛选、复合及加工技术过程难度大
	组织工程骨	结构精确制备、性能可调可控、生物特性显著、可匹配特定的骨缺损部位	临床应用的安全性和循证医学证据支持尚需进一步验证

壳聚糖、胶原蛋白、透明质酸、海藻酸盐和丝素蛋白等天然高分子材料被广泛用于骨组织工程研究。丝素蛋白具有良好的生物相容性、令人满意的力学性能、可控的生物降解性和结构可调性等优点,借助精心设计的结构、生物活性成分和功能性表面修饰,在骨再生方面显示出巨大的潜力[30]。丝素蛋白在体内的降解速度与骨缺损的修复周期相匹配,在骨缺损材料中表现出明显的优势[31]。Yan 等[32]开发了一种以小分子肽为交联剂的功能性丝素蛋白水凝胶。由于水凝胶中存在许多多肽,这些生物相容性水凝胶不仅促进了间充质干细胞的成骨黏附和分化,而且还为骨再生提供了仿生微环境。针对大部分天然生物材料机械强度不足、降解速度快的缺点,选择和羟基磷灰石(HA)等制备复合材料,是产品开发的方向之一[31]。丝素蛋白在一定温度、湿度、压力下能热塑成型为硬组织材料,可以用于骨折内固定,材料降解吸收后无须二次手术取出,具有良好临床应用前景[33]。

三、用于软骨组织修复的天然生物材料

骨关节炎的形成机制复杂,其中关节表面的软骨缺损是一个重要原因。因此,修复受损的关节软骨是治疗骨关节炎的重要途径。软骨是一个特殊的组织,没有血管和淋巴,缺损之后自我修复的能力很差。

针对创伤、剥脱性骨软骨炎等引起的局灶性全层软骨缺损,临床一线的治疗方案仍是微骨折术,但其长期疗效欠佳。在微骨折术基础上叠加使用胶原支架等生物材料,可提高微骨折术的疗效。自体细胞基质诱导的软骨再生技术(autologous matrix - induced chondrogenesis,AMIC)作为典型的一步法软骨再生修复技术(one - step cartilage repair technique),在国际上越来越受欢迎。《运动医学骨科杂志》(Orthop J Sports Med)在2020 年发表了 AMIC 对比微骨折技术 MFx(microfracture)治疗膝关节软骨缺损的临床疗效及影像学评价的综述及 Meta 分析[34],共有 29 篇随访时间≥2 年的研究被纳入分析。结果显示,在临床疗效的 IKDC 评分和影像学的 MOCART 评分两项,AMIC 对比 MFx 治疗均显示出更好的疗效。一项系统综述研究了 AMIC 技术在距骨 OCL(Osteochoral Lesion)骨软骨损伤治疗中的临床和影像学疗效和安全性。共 778 名患者被纳入分析[平均随访

时间为(37.4±16.1)个月],结果显示 AMIC 技术可以有效改善距骨软骨缺损的症状和功能[35]。叠加微骨折术使用的软骨修复材料,目前以猪跟腱来源的 I/Ⅲ 型胶原蛋白基质最常见,如欧盟 CE 认证的 Chondro-Gide® 产品,该产品为厚度小于 1 mm 的双层胶原蛋白膜,主要适用于 2~8 cm² 的全层软骨缺损。其临床治疗特点为在微骨折术基础上,在软骨缺损区填充纤维蛋白胶(fibrin glue)支撑 Chondro-Gide® 与周围关节软骨齐平,并辅助固定。亦可通过缝合的方式将胶原蛋白膜固定在周围软骨。临床研究显示,该治疗方法的疗效优于单纯微骨折术[36-39]。

针对骨软骨缺损的治疗,同种异体骨软骨移植是临床的常用方法,但存在供体来源受限和可能的疾病传播风险。2022 年美国 FDA 批准了 Agili-C™ 产品,适用于股骨髁或滑车的软骨缺损,可使用于多达 3 处的缺损,总缺损面积 1~7 cm²。其整体为圆柱形,内部有莲藕状中空管。Agili-C™ 组成为透明质酸和碳酸钙复合物。一项多中心的临床研究共纳入 86 位患者,平均年龄(37.4±10.0)岁,平均缺损尺寸(3.0±1.7) cm²。术后24 个月随访结果显示,IKDC 主观评分从基线时的(37.8±14.7)分改善到 24 个月时的(65.8±23.5)分(P<0.001)。MRI 显示 24 个月后缺损区填充率高达 78.7%±25.3%。其中 8 名患者(9.3%)出现了需要翻修手术的治疗失败[40]。

针对骨软骨缺损的治疗另一款国外上市产品为 Maioregen,其组成为胶原羟基磷灰石支架。一项针对青少年剥脱性骨软骨炎(JOCD)采用 Maioregen 治疗的研究显示[41],20 名患者平均年龄为(16.2±1.4)岁,平均缺损面积为(3.2±1.8) cm²,平均症状持续时间为(20.2±17.9)个月。在术前和术后 1 年、2 年和 6 年(范围 5~7 年)的随访结果显示,IKDC 主观评分从术前的(50.3±17.4)分上升到 1 年时(75.3±14.6)分(P=0.002)、2 年时(80.8±14.6)分和 6 年时(85.0±9.3)分。MOCART 评分显示,从术后 1 年到最后一次随访期间有显著改善,但软骨下病变持续存在。这项研究表明,尽管 MRI 表现持续异常,尤其是软骨下骨水平异常,但随着时间的推移,临床改善稳定,存活率高。

采用 I 型胶原蛋白胶体(collagen type I gel matrix)治疗中小面积软骨缺损,也获得较好的临床疗效和 MRI 显示的缺损区填充[42-44]。

针对大面积、不规则的非全层软骨缺损是目前临床治疗上的挑战。水凝胶材料由于具有与生物组织相似的物理化学性质,被广泛应用于组织工程和再生医学。最近,黏附性水凝胶已成为组织修复、伤口敷料和止血的有力工具,在生物组织、聚合物和金属表面起到保护层的作用。受到老旧汽车喷漆翻新策略的启发,浙江大学欧阳宏伟团队设计了一种具有组织黏附力的、抗压的、细胞亲和力强的而且便于操作的黏附性水凝胶材料体系,用来治疗骨关节炎中的非全层软骨缺损[45]。该关节涂料由硫酸软骨素桥接层和含有透明质酸的甲基丙烯酸明胶表面层组成,可以通过光活化快速紧密地黏附在软骨缺损上。在关节涂料处理后,患有部分程度软骨缺损的兔子和猪模型组显示软骨表面恢复光滑,糖胺聚糖含量保持正常,而未经处理的对照组显示严重的进行性 OA 发展。这种油漆处理的作用是抑制软骨细胞凋亡,维持软骨细胞表型,并保留部分厚度软骨缺损中的糖胺聚糖含量。这些发现表明,仿生关节涂料是一种有效且革命性的治疗非永久性部分厚度软骨缺损的方法。

参考文献

[1]TOSO C,CADER S,MENTHA-DUGERDIL A,et al. Factors predicting survival after post-transplant hepatocellular carcinoma recurrence[J]. J Hepatobiliary Pancreat Sci,2013,20(3):342-347.

[2]SOTO-GUTIERREZ A,WERTHEIM J A,OTT H C,et al. Perspectives on whole-organ assembly:moving toward transplantation on demand[J]. J Clin Invest,2012,122(11):3817-3823.

[3]韩倩倩,王春仁.基因治疗产品、细胞治疗产品和组织工程产品在欧盟的监管[J].组织工程与重建外科杂志,2014,10(5):244-246.

[4]许秀娟,杨凤怡,黄皖卿,等.立足行业需求,助力生物材料创新发展[J].材料导报,2022,36(3):96-102.

[5]张庆昊,姜铭,王靖,等.原位再生在组织工程中的作用与应用研究[J].生命科学,2020,32(3):8.

[6]段江洁,汪维伟.天然生物材料支架的应用[J].解剖科学进展,2009,15(2):246-249.

[7]樊东辉,徐政.生物医学材料的研究现状与发展趋势[J].上海生物医学工程,2002(4):37-40.

[8]邢飞,李浪,刘明,等.原位组织工程技术在骨与软骨修复领域的应用进展[J].中国修复重建外科杂志,2018,32(10):1358-1363.

[9]KREMER M,LANG E,BERGER A C. Evaluation of dermal-epidermal skin equivalents('composite-skin') of human keratinocytes in a collagen-glycosaminoglycan matrix(integra artificial skin)[J]. Br J Plast Surg,2000,53(6):459-465.

[10]MOGEDAS-VEGARA A,AGUT-BUSQUET E,YÉBENES MARSAL M,et al. Integra as firstline treatment for scalp reconstruction in elderly patients[J]. J Oral Maxillofac Surg,2021,79(12):2593-2602.

[11]冯祥生,陈晓东,谭家驹,等.异种(猪)脱细胞真皮基质在瘢痕整形中的应用[J].中华整形外科杂志,2007,23(5):391-393.

[12]游艾佳,李文婕,周俊丽,等.异种脱细胞真皮基质敷料治疗烧伤患者创面效果的荟萃分析[J].中华烧伤与创面修复杂志,2023,39(2):175-183.

[13]吴起,王甲汉,任加良,等.瘢痕微粒皮联合异种脱细胞真皮基质治疗中厚皮供区创面效果观察[J].中华烧伤杂志,2014,30(4):363-365.

[14]王莹,张明利,王大为,等.异种(猪)脱细胞真皮基质微粒注射填充研究[J].中华整形外科杂志,2003,19(2):132-135.

[15]陈明华,林源,齐映亮,等.削痂保留部分变性真皮联合覆盖异种脱细胞真皮基质治疗成人深Ⅱ度烧伤创面[J].中华烧伤杂志,2014,30(2):143-145.

[16] 管彤,张锋. 生物活性丝素蛋白敷料在创面修复中的研究进展[J]. 丝绸,2023,60 (2):35-41.

[17] ZOU S, YAO X, SHAO H, et al. Nonmulberry silk fibroin-based biomaterials: impact on cell behavior regulation and tissue regeneration[J]. Acta Biomater, 2022, 153:68-84.

[18] KUNDU B, SCHLIMP C J, NÜRNBERGER S, et al. Thromboelastometric and platelet responses to silk biomaterials[J]. Sci Rep, 2014, 4:4945.

[19] PARK Y R, SULTAN M T, PARK H J, et al. NF-κB signaling is key in the wound healing processes of silk fibroin[J]. Acta Biomater, 2018, 67:183-195.

[20] ABDEL-NABY W, COLE B, LIU A, et al. Treatment with solubilized Silk-Derived Protein (SDP) enhances rabbit corneal epithelial wound healing[J]. PLoS One, 2017, 12 (11):e0188154.

[21] CHOUHAN D, LOHE T U, SAMUDRALA P K, et al. In situ forming injectable silk fibroin hydrogel promotes skin regeneration in full thickness burn wounds[J]. Adv Healthc Mater, 2018, 7(24):e1801092.

[22] WANG Y, YAO D, LI L, et al. Effect of electrospun silk fibroin-silk sericin films on macrophage polarization and vascularization[J]. ACS Biomater Sci Eng, 2020, 6(6):3502-3512.

[23] YOO C R, YEO I S, PARK K E, et al. Effect of chitin/silk fibroin nanofibrous bicomponent structures on interaction with human epidermal keratinocytes[J]. Int J Biol Macromol, 2008, 42(4):324-34.

[24] ROH D H, KANG S Y, KIM J Y, et al. Wound healing effect of silk fibroin/alginate-blended sponge in full thickness skin defect of rat[J]. J Mater Sci Mater Med, 2006, 17(6):547-552.

[25] LIU L, DING Z, YANG Y, et al. Asiaticoside-laden silk nanofiber hydrogels to regulate inflammation and angiogenesis for scarless skin regeneration[J]. Biomater Sci, 2021, 9 (15):5227-5236.

[26] YERRA A, DM M. Antibiotic-based silk fibroin films for burn wound healing[J]. Polym Adv Technol, 2021, 32(2):861-871.

[27] ZHANG Y, SHENG R, CHEN J, et al. Silk fibroin and sericin differentially potentiate the paracrine and regenerative functions of stem cells through multiomics analysis[J]. Adv Mater, 2023, 35(20):e2210517.

[28] ZHANG W, CHEN L, CHEN J, et al. Silk fibroin biomaterial shows safe and effective wound healing in animal models and a randomized controlled clinical trial[J]. Adv Healthc Mater, 2017, 6(10):1700121.

[29] 唐国柯,文根,刘彦斌,等. 骨缺损修复生物材料的研究进展[J]. 中华骨与关节外科杂志,2023,16(2):185-192.

[30] WU H, LIN K, ZHAO C, et al. Silk fibroin scaffolds: a promising candidate for bone regen-

eration[J]. Front Bioeng Biotechnol,2022,10:1054379.

[31]SALEEM M,RASHEED S,YOUGEN C. Silk fibroin/hydroxyapatite scaffold:a highly compatible material for bone regeneration[J]. Sci Technol Adv Mater,2020,21(1):242-266.

[32]YAN Y,CHENG B,CHEN K,et al. Enhanced osteogenesis of bone marrow-derived mesenchymal stem cells by a functionalized silk fibroin hydrogel for bone defect repair[J]. Adv Healthc Mater,2019,8(3):e1801043.

[33]GUO C,LI C,VU H V,et al. Thermoplastic moulding of regenerated silk[J]. Nat Mater,2020,19(1):102-108.

[34]KIM J H,HEO J W,LEE D H. Clinical and radiological outcomes after autologous matrix-induced chondrogenesis versus microfracture of the knee:a systematic review and meta-analysis with a minimum 2-year follow-up[J]. Orthop J Sports Med,2020,8(11):2325967120959280.

[35]MIGLIORINI F,MAFFULLI N,BELL A,et al. Autologous matrix-induced chondrogenesis (AMIC) for osteochondral defects of the talus:a systematic review[J]. Life(Basel),2022,12(11):1738.

[36]DE GIROLAMO L,SCHÖNHUBER H,VIGANÒ M,et al. Autologous matrix-induced chondrogenesis(AMIC) and AMIC enhanced by autologous concentrated bone marrow aspirate(BMAC) allow for stable clinical and functional improvements at up to 9 years follow-up:results from a randomized controlled study[J]. J Clin Med,2019,8(3):392.

[37]LEE Y H,SUZER F,THERMANN H. Autologous matrix-induced chondrogenesis in the knee:a review[J]. Cartilage,2014,5(3):145-153.

[38]SCHIAVONE PANNI A,DEL REGNO C,MAZZITELLI G,et al. Good clinical results with autologous matrix-induced chondrogenesis(Amic) technique in large knee chondral defects[J]. Knee Surg Sports Traumatol Arthrosc,2018,26(4):1130-1136.

[39]DE GIROLAMO L,JANNELLI E,FIORUZZI A,et al. Acetabular chondral lesions associated with femoroacetabular impingement treated by autologous matrix-induced chondrogenesis or microfracture:a comparative study at 8-year follow-up[J]. Arthroscopy,2018,34(11):3012-3023.

[40]KON E,DI MATTEO B,VERDONK P,et al. Aragonite-based scaffold for the treatment of joint surface lesions in mild to moderate osteoarthritic knees:results of a 2-year multicenter prospective study[J]. Am J Sports Med,2021,49(3):588-598.

[41]SESSA A,ROMANDINI I,ANDRIOLO L,et al. Treatment of juvenile knee osteochondritis dissecans with a cell-free biomimetic osteochondral scaffold:clinical and MRI results at mid-term follow-up[J]. Cartilage,2021,13(1_suppl):1137S-1147S.

[42]ANDEREYA S,MAUS U,GAVENIS K,et al. First clinical experiences with a novel 3D-collagen gel(CaReS) for the treatment of focal cartilage defects in the knee[J]. Z Orthop Ihre Grenzgeb,2006,144(3):272-280.

[43] EFE T, THEISEN C, FUCHS-WINKELMANN S, et al. Cell-free collagen type I matrix for repair of cartilage defects-clinical and magnetic resonance imaging results[J]. Knee Surg Sports Traumatol Arthrosc, 2012, 20(10):1915-1922.

[44] SCHÜTTLER K F, SCHENKER H, THEISEN C, et al. Use of cell-free collagen type I matrix implants for the treatment of small cartilage defects in the knee: clinical and magnetic resonance imaging evaluation[J]. Knee Surg Sports Traumatol Arthrosc, 2014, 22(6):1270-1276.

[45] WEI W, MA Y, ZHANG X, et al. Biomimetic joint paint for efficient cartilage repair by simultaneously regulating cartilage degeneration and regeneration in pigs[J]. ACS Appl Mater Interfaces, 2021, 13(46):54801-54816.

第四章

"肾主骨生髓"与组织修复再生相关性

中医基础理论认为,精是构成人体和推动人体生命活动的根本物质,"夫精者,身之本也",《灵枢·决气》云:"两神相搏,合而成形,常先身生,是谓精"。《素问·六节藏象论》记载:"肾者主蛰,封藏之本,精之处也"初步提出了肾藏精理论。中医学中肾精的概念较为抽象,精是现代医学中的何种具体物质、如何发挥生理功能目前尚无明确定论,但现代科学的发展,为深入探索"精"之本质创造了条件。中医理论认为,人体生、长、壮、老、已的生命过程与肾中精气之盛衰密切相关,机体齿、骨、发的生长状态是观察肾中精气的外候,是判断机体生长发育状况和衰老程度的客观指标。干细胞是生命科学发展最为迅速的领域之一,具有重大的医学价值,它与细胞生长、分化、生物发育机制、损伤修复及衰老等基本生命规律均有关系。BMSCs除了具有向骨细胞、肝细胞和神经细胞分化潜能外,还有向脂肪细胞、生殖细胞、心肌细胞、造血细胞、血管内皮细胞和胰岛细胞等多向分化的潜能,可广泛参与机体损伤自我修复与再生或改善损伤组织和器官功能。总之,中医所谓的"肾精"与目前现代医学研究的干细胞有着多种关联。

第一节 "肾精"与干细胞相关性

首先,"肾精"与干细胞的来源有相同性。肾所藏之精来源于父母的先天之精,先天之精与生俱来,故又称生殖之精。《灵枢·本神》曰:"生之来,谓之精。"《灵枢·决气》说:"两神相搏,合而成形,常先身生,是谓精。"而BMSCs来自受精卵,受精卵处于囊胚阶段时,里面有一团被称为"内细胞群"的细胞,具有全能特征,其在母体内进行分化最终形成胎儿。一个全能干细胞,最终生长发育成新的个体,此即为先天之精形成的整体过程[1]。

再者,肾藏精,精化气,肾气布散全身,促进机体的生长、发育和生殖,"肾精"的这种功能与干细胞多功能分化雷同。肾藏精是指肾主宰人体脏腑组织生长发育或再生修复的精微物质。"肾精"对五脏六腑、四肢百骸均有滋润和推动作用,所谓"五脏之阴气,非此不能滋,五脏之阳气,非此不能发""肾精耗则诸脏之精亦耗,肾精竭则诸脏之精亦竭"。《灵枢·经脉》云:"人始生,先成精,精成而脑髓生,骨为干,脉为营,筋为刚,肉为墙,皮肤坚而毛发长。"认为人体的气、血、骨、脉、筋、肉均始于先天之精经后天之精不断充养而来。《素问·上古天真论》记载,女子七岁"齿更",三七"真牙生而长极",四七"筋骨坚,发长极,身体盛壮";男子八岁"齿更",三八"筋骨劲强故真牙生而长极",四八"筋骨隆盛"。随着肾气逐渐衰弱,女子七七"形坏",男子五八"齿槁",八八"形体皆极",最终"五脏皆衰,筋骨懈惰"。如此种种论述都精辟地阐述了人体的生长发育过程和生殖功能产生并丧失的过程与肾中精气盛衰的密切关系。从"肾精"的繁衍生殖、生长发育、生髓化血、濡养脏腑四大功能看,"肾精"尤其是后天之精与成体干细胞的功能极为相关。先天之精秉受于父母,是构成人体胚胎的原始物质,因此,肾所藏之精可相应于胚胎干细胞及其分化为各种组织器官的成体干细胞。干细胞具有先天之精的属性。《素问·六节藏象论》:"肾者蛰,封藏之本,精之处也。"干细胞一般处于休眠状态,只有出现损伤或刺激时才会被唤醒(激活),提示"精"平时是藏而不露,这对肾藏精的含意有进一步的理解。BMSCs为成体干细胞中的一种,其来源于胚胎发育过程中,具有高度可塑性而且来源广泛,在一定的培养条件下具有很强的增殖分化潜能,能够跨胚层分化,可以向中胚层细胞如成骨细胞、脂肪细胞和肌细胞,外胚层的神经细胞,内胚层的肝细胞分化,因此被广泛应用于组织器官的修复[2]。由此可见,"肾精"的作用之广泛与BMSCs的多向分化功能极其相似,而从"补肾生精"出发,研究"从肾论治"法诱导BMSCs定向分化也取得了丰硕成果,间接地证实了肾藏精与BMSCs存在密切联系。

第二节　"肾主骨生髓"与骨形成、骨丢失的相关研究

首先,"肾精"与骨生理上密切相关[3]。"肾精"是生髓充骨、生骨养髓的原始物质,中医理论认为"肾藏精,精生髓",髓居骨中以养骨。因此,"肾主骨生髓"实际内涵是"肾精"和肾气推动机体生长发育的具体展现。《素问·六节藏象论篇》曰:"肾者,封藏之本,精之处也,其充在骨。"《素问·阴阳应象大论》有相关记载指出"肾生骨髓",说明"肾精"充盈,以生骨髓。《素问·上古天真论》中记述了肾气稚嫩—充盛—衰少—耗竭的演变过程,曰:"女子七岁,肾气盛,齿更发长……四七,筋骨坚,发长极,身体盛壮……七七任脉虚,太冲脉衰少,天癸竭,地道不通,故形坏而无子也。"可以看出女性每个阶段骨髓的生长、发育、充盛、衰弱均与"肾精"的盛衰密不可分。可见,"肾精"与骨在生理方面是紧密联系的。

"肾精"与骨病理上相互影响。后代医家对"肾精"与骨病理相关性也做了相关阐述。《素问·痿论》曰:"肾气热,则腰脊不举,骨枯而髓减,发为骨痿。"强调"肾精"不足,骨髓生化无源,骨骼失养,可出现骨痿。相反,骨骼的病变也可累及骨髓和肾。研究显示,骨骼分泌的成纤维细胞生长因子-23可抑制肾近端小管的Ⅱ型钠磷协同转运蛋白的表达减少肾脏对磷的重新收,从而导致血磷减少[4]。同时肾脏结构的破坏也影响1,25-二羟维生素D_3合成及体内钙代谢平衡,导致骨质疏松症的发病[5]。由此可知,骨骼与肾在生理病理上密切相关,骨的强弱由"肾精"的盛衰决定。

"肾主骨生髓"影响骨丢失与形成。中医学认为,骨髓为肾精所化生,肾精充足则骨髓充盈,骨得以濡养而强健。《素问·逆调论篇》载:"肾不生则髓不能满。"说明肾精、肾气的充盛与否直接影响骨髓生化,若肾精亏虚则骨髓化生乏源,骨髓失养,则导致骨质疏

松。《医法心传》曰："在骨内髓足则骨强,所以能作强耐力过人也。"否则"肾衰则形体疲极也",进一步阐述了肾精生髓、髓养骨之间的生理病理关系。中医学根据古代文献记载绝经后骨质疏松及临床症状多将其归于"骨痿""骨痹"等范畴。"肾虚癸竭"是绝经后骨质疏松症发病的关键。随着现代分子生物学的发展,认为天癸衰竭及髓亏骨痿的机制可能与下丘脑–垂体–性腺轴异常改变、肠钙–骨钙代谢紊乱及多种生长因子、信号通路传导失调等密切相关,继而导致骨量丢失的发生[6-7]。研究证实[8]补肾类中药调节下丘脑–垂体–性腺轴防治绝经后骨质疏松的生物学机制与其类性激素样作用有关。肾脏与骨代谢两者之间存在共性,骨骼生长发育及骨代谢与肾脏合成 $25-(OH)_2D_3$,增加肾小管对钙、磷的重吸收紧密相关[9]。另有学者发现"肾主骨生髓"与维生素 D 轴之间存在紧密联系[10],维生素 D 可视为中医肾藏精的物质基础,可在机体内发挥重要效应,从而诠释了肾藏精的多种作用,进而认为维生素 D 轴可作为肾藏精理论指导下运用中医补肾方药治疗肾虚证骨质疏松症作用的潜在靶点。研究还发现,肾脏通过自身分泌促红细胞生成因子、糖皮质激素以及体内多种激素,为人体骨骼的生长发育供物质基础[11],进一步证实中医"髓养骨"理论。以上从多个方面论述了中医"肾主骨生髓"理论与骨质疏松、骨量丢失之间紧密联系的科学性及客观性。

第三节 "肾藏精,主骨生髓"与 BMSCs 成骨分化相关性研究

中医认为骨之强劲与否是肾中精气盛衰的重要标志。《医精经义》曰："肾藏精,精生髓,髓生骨,故骨者肾之所合也"。肾中所藏先天之精,禀受于父母,在后天之精的充养下,充实于骨,濡养于骨。肾精充足则骨髓生化有源,筋骨强劲,若肾亏精少,骨髓化源不足,则骨枯筋萎,发堕齿槁。BMSCs 源于发育早期的中胚层和外胚层,在体内多种调控因素的作用下可向骨原性干细胞分化,进而分化形成软骨细胞、成骨细胞,从而完成骨的构建过程。研究同时发现,人的 BMSCs 从年幼时期至成年期逐渐增长达到高峰后处于相对平稳状态,部分停止增殖分化,至年老时 BMSCs 的数量逐渐减少,其分化能力及生物学功能均有所下降,表现为成骨细胞减少,脂肪细胞增多,骨组织不断丢失,骨含量减少、质量降低,容易引起骨质疏松症、骨关节炎等疾病[12],这一论述同《素问·上古天真论》中阐述的肾中精气的动态变化与人体骨骼的生长发育过程极为相似。由此可见,肾中精气与BMSCs 在对骨的生长、发育、功能与充养的作用上具有共通点。基于中医学"肾藏精,主骨生髓"理论的补肾填精中药可促进 BMSCs 增殖以及成骨分化,也证明了肾与 BMSCs 的内在联系。程志安等[13]比较了经典补肾方剂六味地黄丸、金匮肾气丸及健骨二仙丸含药血清诱导大鼠 BMSCs 成骨分化的效能,结果发现 3 种补肾方药均能不同程度地促进成骨分化相关基因的表达,其中偏补肾阳功效的金匮肾气丸作用最为显著。此外一些补肾中药及其提取物,如淫羊藿、杜仲、续断、肉苁蓉、龟板、骨碎补等也对 BMSCs 的成骨分化有促进作用。Guo 等[14]发现骨碎补总黄酮能通过经典的成骨信号转导途径 Wnt/beta-catenin 促进 BMSCs 成骨分化。也有研究发现,补肾生髓中药方含药血清能促进 BMSCs

的增殖和骨向分化，其机制可能是通过上调 TGF-β1 产生的[15]。由此可见，"肾藏精主骨"发挥功能的机制之一很可能是通过多机制、多靶点促进诱导 BMSCs 的成骨分化。

补肾中药可诱导 BMSCs 向成骨细胞分化，目前研究多集中于单味中药和中药复方。目前常采用血清药理学方法和中药有效成分来探讨单味中药体外诱导 BMSCs 成骨分化，以体外试验为主。杨月琴等运用淫羊藿含药血清诱导 BMSCs 向成骨细胞方向分化，并通过对纤维连接蛋白表达的影响，发现淫羊藿在 BMSCs 向成骨细胞分化早期，对纤维连接蛋白的表达具有一定的抑制作用，之后可能具有促进作用，提示纤维连接蛋白可能是淫羊藿促成骨细胞分化作用后期的辅助因子。黎晖[16]等运用龟板含药血清体外干预 BMSCs，通过比较龟板组和空白组的碱性磷酸酶、骨钙素的表达情况和钙化结节形成的数量的多少，说明龟板含药血清具有显著的诱导 BMSCs 成骨分化的作用。曾建春[17]等不仅研究发现杜仲含药血清能促进 BMSCs 向成骨细胞分化，并且采用蛋白质组学的方法，分析了杜仲含药血清诱导 BMSCs 成骨分化的部分机制。除此以外，现代研究更关注于中药有效成分诱导 BMSCs 成骨分化的作用。Wu[18]等通过实验证实了淫羊藿苷对 BMSCs 成骨分化的作用。Peng[19]等运用淫羊藿总黄酮作用于骨质疏松模型大鼠 BMSCs，通过实验证明淫羊藿总黄酮可以促进 BMSCs 的成骨分化同时抑制成脂分化。Yang 等[20]亦用骨质疏松模型大鼠 BMSCs 进行成骨诱导，说明补骨脂素也可以促进去势大鼠 BMSCs 成骨分化。Bian[21]等分别用淫羊藿、补骨脂和女贞子的有效成分淫羊藿苷、补骨脂素和齐墩果酸促进 BMSCs 骨形成，且三者间无显著性差异。汪甜[22]等运用中药骨碎补的有效成分柚皮苷对 BMSCs 进行成骨诱导，不仅证实了柚皮苷具有成骨分化的作用，同时说明了对 MAPK 信号转导通路的调控。另有研究报道续断皂苷Ⅵ对 BMSCs 的成骨诱导作用。以上为单味中药诱导 BMSCs 成骨分化的实验研究。由此看出，无论是含药血清还是有效成分诱导 BMSCs 成骨的主要标志不外乎碱性磷酸酶的表达和矿化结节的形成，而处理因素大部分是补肾中药，说明单味补肾中药可以诱导 BMSCs 成骨分化，这一点已被证实。研究发现，此类中药大多具有"补肾强骨"等传统中药功效，从中药传统药性来看，都归"肾"经，这些实验研究也提示我们在未来进行单味中药或中药中某些单体促进 BMSCs 的成骨分化方面的研究时，可从传统中药明确提出"补肾强骨""补骨生髓""益肾精"等功效的中药入手。

由于现代研究单味中药对于 BMSCs 的成骨分化的作用，主要集中于补肾中药，所以中药复方诱导 BMSCs 成骨分化也以"补肾"为主要治则。黄勇[23]等研究了左归丸及其拆方对骨髓源性成体干细胞多向分化的影响，其中左归丸全方和全方减去龟板胶、鹿角胶均能诱导骨髓源性成体干细胞向成骨细胞分化，结果以左归丸全方为佳。吴云刚[24]等将右归饮含药血清诱导人 BMSCs 成骨分化，发现对 BMSCs 的增殖具有明显的促进作用，并通过检测钙结节染色和碱性磷酸酶活性证明右归饮的成骨诱导的作用。范红旗等[25]研究了复方接骨中药（由大黄、当归、骨碎补、续断、熟地黄、自然铜等中药组成）体外促进 BMSCs 增殖的同时可以提高碱性磷酸酶的活性，从而促进 BMSCs 向成骨细胞分化。杨仁轩等[26]研究补肾填髓方对去势兔骨髓间充质干细胞钙化结节、骨钙素的表达影响，说明该方具有成骨分化作用。李玉彬等[27]用健脾补肾方（由茯苓、白术、甘草、补骨脂、骨碎补、红花等药组成）含药血清定向诱导体外培养的兔骨髓间充质干细胞后检测碱性磷酸酶的活性,证实了此方可以对 BMSCs 进行成骨诱导。陈志光[28]通过对骨质疏松症患者和健康人观察比较其 BMSCs 的 LRP5 蛋白的表达有显著性差异,并采用补肾调肝方(骨碎补、狗脊、白芍、柴胡、郁金、当归等药)作用于衰老细胞,有效率达到 95.4%。通过以上的研究,我们发现中药复方诱导 BMSCs 成骨分化,有经典方剂也有一些学者的经验方剂,而且都侧重于"补肾",即使有简单的化裁,也是遵循肝肾和脾肾之间的密切关系,配伍一些补肝和健脾的中药。因为中药复方中的药物成分比较复杂,现代研究越来越倾向于研究单味中药的作用。但这并不意味着我们可以抛开传统的中药复方的疗效,在将来的研究中,可以将中药复方进行拆方来研究 BMSCs 的成骨诱导。

第四节 中医药对血管内皮生长因子影响的研究

血管内皮生长因子(vascular endothelial growth factor,VEGF)具有促进血管内皮细胞增殖、迁移及存活等作用,对损伤组织局部微血管形成发挥重要作用。

首先,VEGF 在机体生长发育过程中扮演着重要角色。Gerber 等[29]通过减少 VEGF 受体蛋白的方法抑制 VEGF 基因表达,结果导致多数小鼠胚胎时期死亡,幸存小鼠生长迟缓并伴有多个器官损伤,其中以肝脏损伤最为明显,提示 VEGF 对正常血管结构的维持是极为关键的。王康等[30]采用类似方法抑制成年小鼠 VEGF 基因表达却未出现相同表型,提示随着动物生长 VEGF 的生物学功能发生改变。VEGF 对胚胎时期和出生一定时期内小鼠的血管发育极为重要,对成年小鼠 VEGF 主要表现为血管维护作用。

另有研究发现,组织受到创伤后在创口部位 VEGF 呈高表达,VEGF 可能通过增加创口部位通透性及在周围形成新血管而促进创口愈合。李晓琳等[31]通过建立糖尿病小鼠模型发现,小鼠创口处 VEGF 表达明显下降,创口愈合速度较正常小鼠缓慢,提示 VEGF 对机体修复至关重要。黄春晓等[32]研究发现,烧烫伤后大鼠创面组织中 VEGF 表达明显升高,推断这可能与 VEGF 参与创面组织修复有关。中医认为损伤局部存在"瘀血",活血化瘀,"瘀去新生"是治疗原则,"新生"的前提是血管再生。宫健伟等[33]实验发现,地黄饮子能有效减轻脑梗死大鼠脑组织水肿及炎症细胞浸润等,有利于脑缺血区神经元功能恢复;同时还能促进大鼠脑组织中 VEGF 的释放,促进缺血脑组织新血管生成。吴秋玲[34]研究发现,中药水蛭、斑蝥对肿瘤血管生成具有一定抑制作用,其作用机制可能是通过抑制 VEGF、基质金属蛋白酶9(MMP-9)基因表达而降低肿瘤组织微血管密度及抑制血管内皮细胞增殖,这为中药抗肿瘤研究奠定了基础。高冬等[35]研究表明,血府逐瘀汤可上调 VEGF 及 VEGFR2 表达,促进细胞增殖和迁移,进而促进血管新生。张少峰等[36]研究发现,补肾活血接骨汤配合西药治疗能促进骨折愈合过程中 VEGF 表达,从而促进骨折愈合,缩短骨折愈合时间。

参考文献

［1］张进,徐志伟,史亚飞,等.基于干细胞的"脏腑之精"理论内涵研究［J］.中医杂志,
2012,53(5):364-367.

［2］LI M,IKEHARA S. Bone-marrow-derived mesenchymal stem cells for organ repair
［J］. Stem Cells Int,2013,2013:132642.

［3］蔡毅,赵继荣,陈文,等.基于"肾主骨生髓"理论综述骨髓间充质干细胞与绝经后骨质
疏松的关系［J］.中国骨质疏松杂志,2021,27(11):1666-1670.

［4］朱梦娇,陈凤山.成纤维细胞生长因子23功能和调控的研究进展［J］.口腔颌面外科
杂志,2018,28(2):105-109.

［5］韩玉梅,田风胜,白海龙.维生素D与糖尿病肾病及骨质疏松的中西医研究进展
［J］.中国医药导报,2020,17(19):43-46.

［6］童伟伟,樊巧玲,谭峰.天癸、BMSCs与PMOP的理论关系研究［J］.中国中医基础医学
杂志,2018,24(5):610-613.

［7］谢兴文,李建国,李宁,等.基于"益肾生髓"理论探讨绝经后骨质疏松症的病机及临床
治疗［J］.中国中医基础医学杂志,2019,25(11):1635-1638.

［8］朱宝,宋瑞平,赵继荣,等.基于"乙癸同源"理论探讨绝经后骨质疏松症的中医药治
疗［J］.中国骨质疏松杂志,2017,23(1):116-121.

［9］贾良良,许云腾,王圣杰,等.基于"肾主骨"理论探讨骨关节炎软骨下骨重建失衡的病
理机制［J］.风湿病与关节炎,2018,7(12):42-46.

［10］陈云志,管连城,高洁,等.维生素D轴:中医补肾方药的潜在靶点［J］.时珍国医国
药,2017,28(9):2210-2212.

［11］翁绳健,吴立忠,李炜明,等.肾虚与骨质疏松症关联性研究进展［J］.中国中医骨伤
科杂志,2018,26(12):85-88.

［12］MIMEAULT M,HAUKE R,BATRA S K. Stem cells:a revolution in therapeutics-recent
advances in stem cell biology and their therapeutic applications in regenerative medicine
and cancer therapies［J］. Clin Pharmacol Ther,2007,82(3):252-264.

［13］程志安,韩凌,危建安,等.六味地黄丸、金匮肾气丸及健骨二仙丸含药血清对BMSCs
成脂、成骨细胞分化相关基因的影响［J］.中国中西医结合杂志,2013,33(2):261-
265.

［14］GUO Y,LI P F,SHU X C,et al. Involvement of Wnt/beta-catenin signaling in the osteo-
genesis of bone marrow mesenchymal stem cells induced by drynaria total
flavonoids［J］. Zhonghua Yi Xue Za Zhi,2012,92(32):2288-2291.

［15］ZHOU D A,DENG Y N,LIU L,et al. Effect of kidney-reinforcing and marrow-beneficial
traditional Chinese medicine-intervened serum on the proliferation and osteogenic differ-
entiation of bone marrow stromal cells［J］. Exp Ther Med,2015,9(1):191-196.

[16]黎晖,李春,陈东风,等.龟板含药血清促进骨髓间充质干细胞骨形态发生蛋白4的表达[J].解剖学报,2007(3):304-309.

[17]曾建春,樊粤光,刘建仁,等.杜仲含药血清诱导骨髓间充质干细胞定向分化的实验研究[J].时珍国医国药,2009,20(9):2136-2138.

[18]WU H,ZHA Z G,YAO P. Experimental study of icariin in inducing bone marrow mesenchymal stem cell differentiation[J]. Zhongguo Zhong Xi Yi Jie He Za Zhi,2010,30(4):410-415.

[19]PENG S,ZHANG G,HE Y,et al. Epimedium-derived flavonoids promote osteoblastogenesis and suppress adipogenesis in bone marrow stromal cells while exerting an anabolic effect on osteoporotic bone[J]. Bone,2009,45(3):534-544.

[20]YANG Z,HUANG J H,LIU S F,et al. The osteoprotective effect of psoralen in ovariectomy-induced osteoporotic rats via stimulating the osteoblastic differentiation from bone mesenchymal stem cells[J]. Menopause,2012,19(10):1156-1164.

[21]BIAN Q,HUANG J H,YANG Z,et al. Effects of active ingredients in three kidney-tonifying Chinese herbal drugs on gene expression profile of bone marrow stromal cells from a rat model of corticosterone-induced osteoporosis[J]. Zhong Xi Yi Jie He Xue Bao,2011,9(2):179-185.

[22]汪甜,杨丽,张荣华.柚皮苷在促大鼠骨髓间充质干细胞骨向分化过程中对MAPK信号通路的影响[J].中国病理生理杂志,2012,28(5):769-776.

[23]黄勇,黄秀深,樊效鸿,等."左归丸"诱导大鼠骨髓源成体干细胞多向分化的实验研究[J].成都中医药大学学报,2008(3):40-42.

[24]吴云刚,张志平.右归饮含药血清对人骨髓基质干细胞诱导为成骨细胞的影响[J].江西中医药,2006,37(7):57-58.

[25]范红旗,孙辉生,刘振旗,等.复方接骨中药对骨髓间充质干细胞体外增殖及向成骨细胞分化的影响[J].中国组织工程研究与临床康复,2007,11(10):1818-1821.

[26]杨仁轩,郭庆斌,徐逸生,等.补肾填髓方对去势兔骨髓间充质干细胞钙化结节、骨钙素作用的研究[J].新中医,2011,43(12):105-107.

[27]李玉彬,谢利民,李敏,等.健脾补肾方含药血清对体外培养的兔骨髓间充质干细胞定向分化的影响[J].中国中医骨伤科杂志,2010,18(5):13-15.

[28]陈志光.补肾调肝方调控WNT信号通路诱导衰老MSC成骨分化的蛋白质组学研究[J].中国医药指南,2012,10(20):294-295.

[29]GERBER H P,HILLAN K J,RYAN A M,et al. VEGF is required for growth and survival in neonatal mice[J]. Development,1999,126(6):1149-1159.

[30]王康,王康孙,王玲.血管内皮生长因子在新生小鼠视网膜的表达[J].眼科新进展,2002,22(4):232-235.

[31]李晓琳,高怀林,李彬,等.通心络联合干细胞移植对糖尿病足大鼠促血管新生的影响[J].疑难病杂志,2018,17(3):272-276.

[32]黄春晓,陈仕星,谭美华.电烧伤大鼠创面组织中VEGF及血清ET-1表达水平的变

化[J].标记免疫分析与临床,2015,22(6):559-561.

[33]宫健伟.地黄饮子对实验性脑缺血再灌注模型大鼠脑组织损伤的保护作用机制研究[D].南京:南京中医药大学,2013.

[34]吴秋玲.水蛭、斑蝥对肿瘤血管生成及 VEGF、MMP 表达的影响[D].武汉:湖北中医药大学,2011.

[35]高冬,陈文元,林薇,等.血府逐瘀汤促血管新生中 VEGF 通路的作用研究[J].中国中药杂志,2012,37(17):2622-2625.

[36]张少锋,罗新刚.补肾活血接骨汤配合西药治疗对骨质疏松骨折愈合过程中凝血因子及 VEGF 表达的影响[J].临床医学研究与实践,2018,3(17):124-125.

第五章

原位组织再生技术促进骨折愈合的研究与临床应用

骨折在预期时间内没有愈合,被称为骨折延迟愈合或骨折不愈合。目前对于骨折不愈合的定义存在一定争议,美国骨科医师学会的诊断标准是:骨折后至少9个月仍未愈合,或者连续动态观察3个月,未见到骨折有明显的愈合征象[1]。诊断骨折不愈合时需考虑2个因素:骨折时间和动态观察时间,即骨折后6~9个月未愈合和动态观察3个月骨折断端无愈合进展的迹象。不同骨折部位骨折不愈合的发生率存在较大差异,如股骨颈骨折、手舟骨骨折、胫骨下段骨折等因解剖特点容易发生骨折延迟愈合或不愈合。低能量所致的骨折发生不愈合概率较小,开放性骨折伴伤口污染或大面积皮肤缺损不愈合发生概率较高。高能量损伤致使骨折端软组织、血供损伤严重,且骨折粉碎缺损明显,即使骨折治疗的方法和理念不断提高,但骨折不愈合或延迟愈合的发生率仍高达2.5%~46.0%[2],增加了患者身体痛苦和经济负担。对骨科医生而言,骨折不愈合的治疗仍是一个富有挑战性的难题。目前,骨折不愈合的治疗方法还存在很多争议。清创植骨、游离组织移植、抗生素骨水泥局部应用和Ilizarov骨延长技术等,这些方法为有创性治疗,更进一步加重了骨折端局部的血运破坏,仍有部分患者可能出现骨折不愈合,从而使进一步治疗难度增加。如果通过微创重建骨折端生物学环境促进骨折愈合则为患者提供了一次机会。

导致骨折延迟愈合、骨折不愈合的因素很多,包括严重粉碎骨折、骨折周围软组织损伤程度重、骨折端血液供应差及伴有感染等,这些因素与患者受伤当时的情况相关,是不可控因素。骨折部位的血供差,如肱骨干中下1/3、尺骨远端背侧及胫骨中下段、股骨颈等部位,解剖特点导致骨折后血供差骨折愈合能力减低。Emmanuele[3]指出股骨干下段血流灌注量相对于中段和上段最少,此处骨折易发生骨折愈合困难。另外患者新陈代谢及内分泌异常也可影响骨折愈合,血清25-羟维生素D不足(<30 ng/mL)或者缺乏(<20 ng/mL)是骨折不愈合的危险因素之一[4]。Vikram[5]等通过研究发现$IL-1\beta$和$NOS2$基因片段的改变可以导致骨折延迟愈合和不愈合。同时还与患者不良嗜好有关,吸烟可明确影响骨折愈合,并强调吸烟是最重要的一个因素,因为尼古丁可抑制血管长入和成骨细胞活性。Obermeyer[6]研究发现酒精滥用会明显减慢骨折的修复,减少骨痂形成及软骨内化骨的产生,强调酒精也是严重影响骨折愈合能力的因素之一。

骨折端生物学环境情况对骨折愈合影响较大。骨折后,骨折端骨膜下、髓腔内及邻近骨筋膜隔室内形成血肿,血肿呈现低 PO_2 及低 pH 特点,凋亡的骨细胞及坏死组织释放诱导细胞因子及形态原,引起局部损伤性炎症反应,营造促进骨折愈合的生物学环境,这一环境对血肿形成、活性细胞因子诱导、间充质细胞分化、微血管形成等起重要的作用。骨折后需要大量的成骨细胞参与修复,成人体内存在定向性骨祖细胞(detemined osteorogenitor cell,DOPC)及可诱导性骨祖细胞(inducible osteorogenitor cell,IOPC),前者主要存于骨内、外膜及骨髓,具有成骨能力,但不能主动参与骨生成过程,需经一定刺激和调整方能发挥效力。骨前体细胞需经局部力学及生化因素刺激方可转化为活性成骨细胞,聚集于骨折端,发挥骨折愈合作用。另外骨祖细胞被激活后,在骨折局部形成模板,通过骨传导作用在三维空间产生和沉积新骨,过程中各种生物因子和细胞因子调控骨祖细胞的诱导。骨折早期发生血肿、炎症和坏死的同时,骨折端产生一种渗液,称为骨折渗液[7],渗液中含有中性粒细胞、淋巴细胞、间充质细胞及多种生长因子,如 TGF-β、PDGF 和 EGF 等。骨折渗液通过血管出芽形成新血管,同时促进骨祖细胞分化。因此,骨折不愈合可能与骨折渗液及伴随细胞和血管产生的分子信号活性不够强及持续时间不够长有关。

原位组织工程技术又被称为原位诱导再生技术[8],是指不使用传统组织工程技术所需要的外来种子细胞,通过性能良好的支架材料与体内微环境的相互作用,促进并诱导自体干细胞增殖、迁移并黏附在支架材料上,进而实现损伤组织的原位再生技术。原位组织工程技术具有以下特点[9]:利用自体细胞特别是干细胞进行组织修复,避免了体外分离培养种子细胞的烦琐过程,并且避免了体外培养种子细胞容易污染的缺点;由于该过程没有添加外源性种子细胞,因此极大程度地避免了免疫排斥反应;通过一定的手段使原位细胞迁徙到病变部位,从而达到修复效果,该过程更加接近于人体损伤组织的自我修复,将生物体视为完整的生物反应器,这样的修复效果或许是更佳的。由于原位组织工程技术不涉及对体外细胞和材料进行广泛操作来产生功能化的组织,而是借助外在支架材料来诱导受损部位的自行修复,因此最终修复的组织与机体本身具有很好的相容性和适应性,并且远期功能也有一定的保障。

鉴于骨折延迟愈合和骨折不愈合主要原因是骨折端生物学环境差,缺乏促进骨折愈合的骨细胞和生长因子,因此,利用原位组织再生技术,于骨折端局部提供骨祖细胞和生长因子,改善局部生物学环境将有利于骨折愈合。目前基础研究和临床研究均获得较好结果。

第一节　基础研究

原位组织再生技术主要通过在骨折端局部提供骨细胞和生长因子,改善骨折端环境以达到促进骨折愈合的目的,基础研究也多围绕骨细胞和生长因子展开。

骨传导、骨诱导及成骨是骨修复材料的基本特性,骨传导是骨形成的过程中骨细胞向自体骨组织延伸修复的桥梁。起骨传导作用最佳的是自体骨,自体骨移植也是骨折不愈合临床治疗的最佳方案,但因自体骨取材方面的多种问题限制了其临床应用,各种骨替代材料模拟自体骨的性能而用于临床。骨诱导材料是骨修复的关键部分,因为其结构可用于模拟体内环境,作为细胞及细胞因子的载体引导细胞生长和浸润,并将细胞募集到损伤部位,让细胞在受损部位发挥作用。此外,骨诱导材料还能将细胞和细胞因子局限在受损部位,防止其随着液体的外流而失去相应效果。其中,支架材料的结构尤其重要,主要是孔隙率和微观结构,生物材料的孔隙率和微观结构可调节细胞浸润和炎症反应,因此目前常采用多种技术来改变生物材料的微观结构和孔隙率[10]。同种异体骨具有和自体骨相似的结构[11],骨传导特性使其可以掺入宿主骨并用作空隙填充物,而同种异体皮质的结构特性使其可以用于需要物理支持的情况(图5-1),例如需抬高关节表面的胫骨平台骨折、踝部 Pilon 骨折、跟骨骨折等[12]。用于模仿骨移植物骨传导特性的合成钙盐替代品包括硫酸钙、磷酸钙、磷酸三钙和珊瑚羟基磷灰石等(图5-2),这些合成物可以与具有生物活性的生物制剂(例如 BMAC、PRP 或 BMP)结合使用[13]。研究提示金属纳米颗粒在生物和医学诊断领域有较好的应用前景,氧化锌(ZnO)是一种白色无机水不溶性粉末,是极限的金属氧化物纳米颗粒,因其无毒、可降解、易被机体吸收而广泛应用,与中药黄芩提取物黄芩苷结合可抑制破骨细胞活性,增强成骨作用,对于促进骨折愈合有一定的意义[14]。纤维素及其衍生物是可再生和可生物降解的天然聚合物,在骨组织工程应用中显示出广阔的潜力。基于纤维素的支架具有无毒、生物相容性好、生物降解性、为可再生资源及制备和加工成本低等优异特性。此外,纤维素及其衍生物已被广泛用于将生长因子和抗生素直接输送到受损骨组织的部位以促进组织修复[15]。

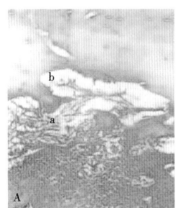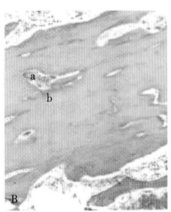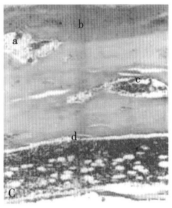

图5-1　同种异体皮质骨移植于兔股骨骨折处

A.术后4周:异体骨表明的骨吸收陷窝,HE×200,a 为外周结缔组织侵入,b 为破骨细胞和结缔组织侵入形成锥形陷窝。B.术后8周:a 为扩大的哈弗管周围新骨形成,b 为新骨与异体骨周围可见明显的边界线。C.术后12周,可见异体骨外侧新生的皮质骨结构和新形成的哈弗管系统,a 为骨吸收陷窝中有较多的骨细胞成分,b 为新骨中的类哈弗系统,c 为扩大的哈弗系统,d 为呈镶边状排列的骨细胞。图片引自王臻,刘继中,黄长明,等.大段同种异体皮质骨移植后哈弗管内的骨诱导和成骨研究.中华骨科杂志,2002,22(5):313-317.

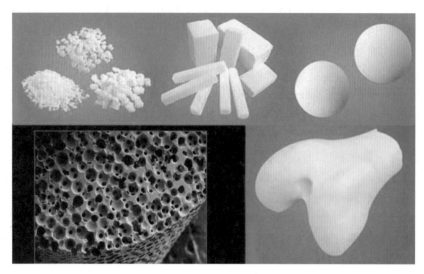

图 5-2　β-磷酸三钙及孔隙率情况(卢建熙提供)

骨髓间充质干细胞(bone marrow stem cells,BMSCs)是一类具有自我更新和分化潜能的细胞。骨不连的主要病因是缺乏骨髓间充质干细胞,骨折的骨修复需要聚集数量足够的骨髓间充质干细胞,骨折部位有足够的骨髓间充质干细胞是骨修复的前提条件及重要的细胞学基础。国内外多个动物实验研究证实骨折端提供 BMSCs 可以促进局部骨缺损修复和骨痂的形成。Lee[16]等用 36 只新西兰兔制造股骨骨折骨缺损模型,并随机分为结构性同种异体骨移植组(对照组)和结构性同种异体骨联合 MSCs 组(实验组),在第 4、8、12 周时,对兔子的股骨进行了骨愈合的放射学和组织学评估。在移植的骨膜组织内测量骨形态发生蛋白 2(BMP-2)、BMP-4、BMP-7、血管内皮生长因子(VEGF)和核因子-κB 配体(RANKL)的受体激活剂。第 12 周时,实验组 3/5 的股骨愈合,而对照组 1/5 的股骨愈合,VEGF 在实验的各个阶段明显增加,并且两组之间存在明显差异。结果证实 BMSC 联合同种异体骨移植可以促进骨缺损修复,同时可以促进血管形成。Rathbone[17]将骨髓间充质干细胞移植于多孔羟基磷灰石(HA)支架,并且分为高浓度 MSCs 组和低浓度 MSCs 组,制造兔股骨缺损 10 mm 模型。从荧光组织形态计量学分析观察到,与 HA 组相比,高浓度 MSCs 联合 HA 组植入 0~2 周发生骨浸润率增加,第 8 周高浓度 MSCs 组局部骨痂生长最佳。结果提示 MSCs 可以提供人工骨材料的骨形成能力,为骨折愈合和骨缺损修复提供新的方法。目前应用较多的是自体骨髓间充质干细胞治疗,但有研究证实同种异体骨髓间充质干细胞具有同样的功能。Udehiya 等[18]制造兔桡骨缺损 5 mm 动物模型,缺损部位分别由 A、B 和 C 组中的单独的羟基磷灰石、具有自体 BMSCs 的羟基磷灰石和具有同种异体 BMSCs 的羟基磷灰石填充。与对照组相比,两个治疗组用新形成的骨完全桥接骨间隙的速度更快。在组织学上,与对照组相比,治疗组的成骨增加、松质骨的更早期和更好的重组以及更多的骨髓形成是可辨别的。不同年龄段人骨髓间充质干细胞的活性和再生能力不同,儿童的活性和再生能力最强,而高龄骨质疏松者则最低。Cao 等[19]从长期雌激素缺乏的山羊中收获骨髓间充质干细胞,分析发现表现出较低的增殖率和成骨能力降低,并且通过将自体富集的骨髓间充质干细胞与多孔 β-TCP 结合起来,成功地修复了骨质疏松山羊内侧股骨的临界大小的骨缺损。研究为骨质疏松患者骨折愈合提供了方法。

组织工程三要素包括支架、细胞和生长因子,目前多种生物材料仿生程度较高,具有良好的孔隙率、强度及生物相容性,满足组织再生需求。而在提供足量的 MSCs 基础上,还需要充足的生长因子才能促进组织再生。目前自体生长因子主要通过富血小板血浆(platelet-rich plasma,PRP)获取,将血小板裂解后释放生长因子。PRP 作为再生医学的重要手段得到推广和应用[20]。PRP 中的血小板浓度高于血液中的基本水平,其血小板 α 颗粒富含多种生长因子,如转化生长因子(transforming growth factor-β,TGF-β)、血小板衍生内皮细胞生长因子(platelet-derived endothelial cell growth factor,PD-ECGF)、血小板衍生生长因子(platelet-derived growth factor,PDGF)、血小板因子 4、血管内皮生长因子(vascular endothelial growth factor,VEGF)、白细胞介素-1、内皮细胞生长因子、胰岛素样生长因子、骨钙素、骨连接蛋白、纤维蛋白原、玻连蛋白、纤维连接蛋白等多种活性因子,其相互作用可促进组织修复[21]。对于 PRP 的基础研究主要集中在其对某些细胞的迁移、增殖和分化的影响方面。PRP 对牙周韧带细胞、内皮细胞、骨细胞、软骨细胞、间充质干细胞等有促有丝分裂作用,但其发挥细胞效应的机制还不太清楚。有研究表明,单纯 TGF-β 或 PDGF 不具备 PRP 的促有丝分裂作用[22]。因此 PRP 发挥促有丝分裂的作用是通过多种细胞因子协同产生的。关于 PRP 促细胞分化的能力尚不明确,存在一定争议。有报道显示,PRP 通过剂量依赖性方式抑制骨髓来源成骨前体细胞向骨细胞分化[23]。马信龙等[24]观察骨缺损不愈和骨折愈合过程中 VEGF 和 TGF-β 的表达差异,研究骨缺损不愈合的分子机制,结果认为骨缺损后骨折端间隙增加,折端微环境改变,缺乏骨折愈合需要的生长因子,折端形成的肉芽组织无法得到生长因子的作用而形成纤维组织。另外折端间隙增加,使得 VEGF 无法发挥应有的功能,新生血管形成不足。生长因子和细胞联合应用可以促进细胞向成骨分化,促进骨折愈合,但是生长因子和细胞的相互作用可能受到材料的影响,材料性能的差异将会影响组织再生的效果[25]。有研究将 PRP 制备为能够释放内源性生长因子进行软骨修复的生物活性支架,并且比较接种在 PRP 支架内的骨髓和脂肪的间充质干细胞(MSC)的软骨分化能力。结果发现,PRP 是能够释放内源性生长因子的候选生物活性支架,并且接种在 PRP 支架内的 BMSCs 和 ADSC 可以分化为软骨细胞,并且可能适用于基于细胞的软骨修复[26]。骨修复的过程中离不开生长因子的相互作用和功能[27]。PRP 促进骨折愈合的作用通过众多的动物实验得到验证。Mariano 等[28]分析 PRP 对糖尿病大鼠颅盖骨临界尺寸缺损(CSD)骨愈合的影响。实验大鼠分为对照组和 PRP 治疗组,在每只动物的颅骨中创建一个 5 nm 直径的缺损。对照组缺损处仅由血凝块填充,PRP 组将 0.35 mL PRP 放置在缺损处。结果 PRP 组的骨形成量显著高于对照组(分别为 37.22%±6.00% 和 21.68%±11.35%)。Hakimi 等[29]应用 16 头小型猪制造胫骨干骺端临界尺寸缺损模型,分为自体松质骨组(对照组)、自体松质骨联合 PRP 组(实验组)。6 周后,通过 X 射线和组织学评估对标本进行评估。组织形态计量学分析显示,实验组的新骨面积显著高于缺损区中心区域($P<0.02$)和皮质缺损区($P<0.01$)。所有缺损均显示大量新骨形成,但只有实验组的缺损完全再生。证明

PRP与自体松质骨移植相结合，与在小型猪负重长骨上的体内临界尺寸缺陷中单独应用自体松质骨移植物相比，可导致更好的骨再生。Kanthan[30]在兔右胫骨中段造成2 cm骨缺损，使用2.7 mm小碎片板稳定折端，缺损处放置垫片造成延迟骨愈合，造模3周后用人工骨移植物替换垫片，根据人工骨是否含有PRP分组。第3、7和11周（处死时）对手术肢体进行放射学检查。比较了四组愈合质量，根据放射学、组织学和总体发现，人工骨联合PRP组表现出最好的骨愈合（$P<0.05$），人工骨组的得分显著高于PRP组。研究认为使用PRP联合骨移植显著促进骨愈合。然而，在没有骨替代物的情况下使用PRP不能提供足够的修复组织，因此单独使用时几乎没有益处。另有研究[31]通过制造兔颅骨缺损模型，分析单纯的浓缩血小板（platelet concentrate，PC）和贫血小板血浆（platelet-poor plasma PPP）对缺损修复的作用，使用自体移植物（ABG）、ABG与PC（ABG+PC）、ABG与PPP（ABG+PPP）、单一PPP和血凝块（对照组）对每个缺陷进行不同的处理，结果PC和PPP在与ABG联合应用时无效，并且单独使用PPP对优化骨修复无益。这一研究从另一方面证实了PRP对骨缺损修复的有效性。

但是，骨愈合是一个漫长过程，少则数月，而血小板存活半衰期只有5~7 d，即PRP的有效作用时间为5~7 d，此后骨修复将依赖于微环境中相关细胞分泌各种生长因子的浓度和协同作用。另外，PRP对骨再生的作用有明显的剂量依赖性，PRP中的血小板浓度至少要高于生理全血中浓度4倍才能达到有效的治疗效果[32]。而且有学者指出，PRP浓度与生物学效应并不完全成正比，最佳治疗浓度为4~7倍[33]。PRP中白细胞数量也会对其治疗作用有影响，含白细胞数量多会减低疗效。研究显示，局部浓集的白细胞所释放的蛋白水解酶等物质对组织愈合是不利的，免疫缺陷鼠的创面愈合不依赖炎症细胞的作用[34]。在慢性难愈合创面中发现过量的中性粒细胞存在，在中性粒细胞降低以前，创面愈合不会启动。局部增加的中性粒细胞在创面环境激活和释放蛋白水解酶，启动细胞外基质的降解和减慢机体的创面愈合进程[35]。而且，白细胞会增加促炎因子的释放，激活NF-κB途径，不利于骨再生的发生[36]。

第二节　临床研究

骨再生技术在损伤部位应用可提供骨传导的支架材料、细胞及生长因子从而促进骨愈合。对于骨折不愈合的临床治疗Giannoudis提出了"菱形理念"[37]，认为骨细胞、生长因子和骨传导支架三要素相互作用构成生物学环境，需同时改善生物微环境及骨折端的稳定性，从而促进骨折愈合。根据"菱形理念"，治疗骨折不愈合除了保证骨折端稳定性还需要改善局部生物学环境，提供充足的活性细胞是保证骨折愈合的先决条件，多能间充质干细胞可在骨折局部生成或经血液循环到达损伤处[38-40]。自体骨髓中含有骨髓间充质干细胞，对于组织修复有明显作用，近年来得到广泛应用[41]。徐存立等[42]利用自体骨髓注射治疗骨折不愈合，经髂前上棘或髂后上棘抽取骨髓血，从2~3个穿刺点抽取6 mL左右骨髓血，骨折端用硬膜外穿刺针刺削，然后将骨髓血注射到骨折端，结果15例患者中14例平均6个月顺利愈合。但是他们在工作中发现骨折端可注射骨髓血有限，且注射困难,尤其是胫腓骨或前臂部位,因筋膜间室压力增加,部分患者疼痛明显。将抽取的骨髓血进行梯度离心浓缩,单位体积中单核细胞含量明显增加,提高了临床疗效。不愈合的骨折端血运差,局部缺乏诱导 BMSCs 归巢的生长因子,提供浓缩的自体骨髓液则可以改善局部生物学环境,既有骨祖细胞又有促进其成骨分化的生长因子,可以加速骨折愈合[43-45]。骨关节融合术的成败取决于融合的成功与否,融合成功意味着植骨愈合,促进融合部位顺利愈合成为关键。Saad[46]回顾分析了 20 名胫距关节融合的患者,局部应用 BMAC 作为辅助手段促进愈合,术后 3 个月融合段全部愈合,认为 BMAC 可以作为胫距关节融合的辅助手段,可以促进骨愈合,并且并发症少。Benshabat 等[47]治疗 21 例锁骨骨折不愈合患者,采取切开固定联合 BMAC 局部应用,平均随访时间为 36 个月,20 例(95.2%)骨折愈合,平均愈合时间为 4.5 个月,认为切开复位植骨联合 BMAC 治疗锁骨骨折不愈合是一种安全的方法,具有骨折愈合率高、功能结果良好、并发症少和疼痛最小的优势。对于开放性骨折清创后一期固定,应用 BMAC 利于骨折愈合和预防感染。Hernigo[48]分析了 231 名胫骨开放性骨折患者,采取外固定并经皮注射 BMAC 治疗,与 67 名患者(对照组,折端未处理)和 76 名患者(植骨组,折端植入自体髂骨)比较,结果 3 组患者感染率均高于 15%,对照组 50.7%、植骨组 86.8% 和注射 BMAC 组 87.4% 的患者在 9 个月时实现了骨愈合。当用骨髓用早期注射治疗 II 型或 III 型胫骨骨折时,观察到需要侵入性标准骨移植物来治疗骨不连和感染风险降低了 90%($P=0.005$)。同样有学者治疗胫骨感染性骨不连,在彻底清创、更换内固定、植入具有抗菌作用的骨替代品基础上联合 BMAC,共治疗 5 例,平均阶段缺损 4.6 cm,平均随访 13.6 个月,均获得愈合,且感染得以控制[49]。Fontes 等[50]研究 15 名患者,拔牙后分为 3 组,对照组牙槽中充满血块,富血小板纤维蛋白(PRF)组牙槽中充填 PRF,BMAC 及 PRF 组则充填 BMAC 和 PRF 混合物,6 个月后发现混合组局部矿化率最高,且骨钙素表达最高。结果证实临床使用 BMAC,结合 PRF 作为载体,可能具有增加新鲜拔牙窝矿化的潜力。

　　PRP 作为自体生长因子混合物促进骨折愈合的意义已经成为共识[51]。自体骨髓浓集液除了可以提供细胞,也可以提供生长因子,但临床中有将 BMAC 联合 PRP 应用,使局部生长因子数量和质量更佳,更能提高治疗效果。Yang 等[52]分析评估了骨折不愈合辅助治疗方法,结果发现 BMAC 联合 PRP 或者自体骨移植可以明显促进骨折愈合。倘艳锋等[53-55]对于骨折延迟愈合和不愈合患者采取经皮注射自体骨髓浓集液和生长因子结合局部骨皮质刺削,发现对于骨折端稳定的萎缩性骨不连缺损范围小于 5 mm 者可以通过微创经皮治疗促进愈合。Giovanni[56]等治疗髌骨骨折不愈合,在改良固定方法基础上于骨折端注射 PRP 联合 BMAC,认为 MSCs 具有成骨作用,同时应用 PRP 提供转化生长因子-β、血管内皮生长因子和血小板衍生生长因子等活性因子促进 MSCs 向成骨分化。Namazi 等[57]研究发现桡骨远端骨折患者闭合复位后关节腔内注射 PRP 可以缓解疼痛、恢复关节功能、促进骨折愈合等。股骨颈骨折因容易出现骨折不愈合和股骨头坏死而长期困扰着骨科医师,Samy 等[58]将股骨颈骨折患者随机分为单纯空心钉固定组和空心钉固定联合 PRP 注射组,结果发现空心钉固定联合 PRP 注射组骨折愈合情况明显优于单纯固定组,认为对于股骨颈骨折闭合复位固定可以采取关节腔内注射 PRP 促进愈合。

对于骨折延迟愈合和不愈合应用自体骨髓浓集液和生长因子治疗,多在传统治疗基础上辅助应用,辅助应用自体骨髓浓集液提供骨细胞,而生长因子则改变局部生物微环境,促进细胞向成骨方面分化,并且促进局部微血管形成。对于骨折端稳定的骨折延迟愈合患者采取在微创骨折端微损伤基础上经皮注射自体骨髓浓集液可促进愈合。倘艳锋等[53-55]对于骨折端稳定的延迟愈合采取经皮应用克氏针刺削骨折端周围骨皮质,以骨折端中心周围 3 cm 范围内为主,用克氏针刺削骨膜导致局部微损伤,启动骨折愈合生化反应,通过经皮注射自体骨髓浓集液提供骨细胞,注射富血小板血浆提供生长因子,从而改善骨折端生物学环境促进骨折愈合。Gross 等[59]采取经皮注射自体骨髓浓集液方法治疗 45 例长骨骨折延迟愈合或不愈合患者,结果 28 例胫骨骨折不愈合中 18 例(69%)获得愈合,16 例股骨骨折中 10 例(63%)获得愈合,并认为骨髓浓集液中成纤维细胞集落形成单位数量影响愈合时间,他们在处理影响骨折愈合的因素,如戒烟、禁酒、控制血糖、控制感染等,而骨折端局部不给予特殊处理。黄俊等[60]采取经皮注射富血小板血浆治疗 13 例单纯应力性骨折不愈合患者,采用经皮 B 超定位引导下双联混药器将 4 mL PRP 和激活剂注入损伤部位,1 次/周,3 周为 1 个疗程,术后常规制动并渐进康复锻炼,术后 2 个月内避免负重,定期复查。结果 13 例患者均随访,随访时间 6～36 个月,平均 14 个月,所有患者获骨性愈合,未见肢体短缩、成角畸形及邻近关节功能障碍等,疼痛明显缓解。低强度脉冲超声(low intensity pulsed ultrasound,LIPUS)以费用低廉、无感染、无创伤、治疗简单、无不良反应、效果理想受到人们的关注。黄晶焕[61]利用体外冲击波疗法(extracorporeal shock wave therapy,ESWT)治疗骨不连,在 ESWT 治疗前超声检查测定患者的骨不连间隙、骨不连部位局部血供及骨痂硬度,初次 ESWT 治疗后超声检查骨不连部位骨膜下血肿形成情况,发现 ESWT 可以使骨折端微损伤产生骨折血肿,从而起到促进骨折愈合的作用。利用 ESWT 在骨折端通过微损伤产生骨折血肿,同时注射自体骨髓浓集液和富血小板血浆,即通过微创方法启动了骨折愈合机制,同时大大提高了局部细胞及生长因子的数量和质量。

虽然通过目前的文献研究及临床观察来看,自体骨髓浓集液和富血小板血浆诱导的原位组织再生技术可以促进骨折愈合,用于骨折不愈合的临床治疗,但是对于 BMAC 中的间充质基质细胞(MSCs)量化研究尚未得到共识。美国加州大学 Severin Ruoss 教授[62]采用目前已经报道的鉴定 MSCSs 的方法检测了 15 名患者的 BMAC 样本,采取单细胞测序方法检测其中的 MSCs,结果未能检测到 MSCs。研究证实需要继续探索新的方法以量化 BMAC 中 MSCs,为 BMAC 临床应用提供基础。另外,对于 PRP 治疗骨折不愈合有文献指出其只能缩短骨折愈合时间,对提高骨折愈合率意义不大,并且因为缺乏大样本和前瞻性系统化研究,目前还不常规推荐应用 PRP 治疗骨折不愈合[63]。

第三节　典型案例分析

案例一

【病史简介】

患者男,63 岁,2014 年 3 月因车祸导致全身多发骨折,主要存在右侧股骨转子下骨折(图 5-3)、锁骨骨折、肩胛骨骨折等,并伴有血气胸,于当地医院行多次手术治疗,右侧股骨转子下骨折采取切开复位钢板内固定。2014 年 8 月术后 4 个月复查(图 5-4),结果提示右侧股骨转子下骨折无明显愈合迹象,螺钉退出,内固定失效。

【诊断】

①右侧股骨转子下骨折延迟愈合并内固定失效;②多发骨折术后。

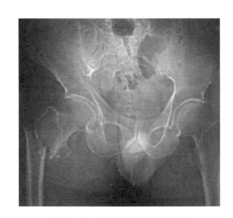

图 5-3　右股骨转子下骨折

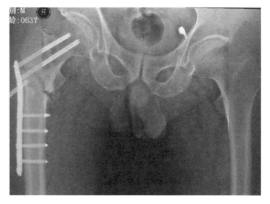

图 5-4　骨折后内固定失效

【病情分析】

患者 63 岁,虽然为老年人,但患者长期从事劳动,体格强壮,骨骼肌肉正常,无明显骨质疏松改变。因车祸严重暴力导致全身多发骨折,骨折移位明显,此为骨折延迟愈合的因素之一。另外,股骨转子下骨折属于不稳定骨折,治疗上优先选择髓内钉固定、中心固定,更加符合局部的生物力学,但是因为基层医疗设备及技术限制采取了钢板螺钉固定。从术后固定情况分析近端螺钉把持力有限,如果早期下地活动容易导致内固定失效。患者脾气急躁,不能遵医嘱卧床或扶拐活动,早期下地活动是导致内固定失效因素之一。再者骨折端存在旋转,对位相对不足,骨折愈合困难。

【治疗方案及随访】

骨折端内固定松动失效,需取出钢板螺钉,根据骨折治疗原则采取髓内钉固定是首选方案。术前计划取髂骨植骨。术中发现局部软组织炎症反应明显,谨慎起见未取髂骨植骨,内固定取出后对原钉道和伤口周围彻底清创,折端嵌插软组织清理,骨折复位后采取髓内钉固定(图5-5)。术后积极康复锻炼,口服中药促进骨折愈合。2014年12月术后4个月复查,伤口愈合良好,无红肿和皮温增高现象,X射线检查见折端间隙明显,未见明显骨痂生成(图5-6)。

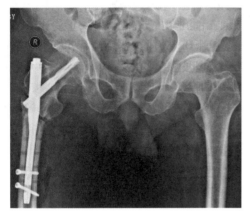 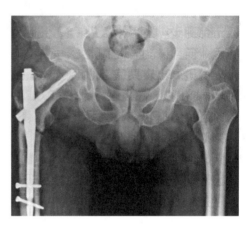

图5-5 术后即刻X射线片　　　　　图5-6 术后4个月复查X射线片

【二次住院病情分析及治疗】

根据患者治疗情况可以明确为骨折延迟愈合。目前分析:骨折端内固定稳定牢靠,无明显感染,发生骨折愈合缓慢的原因应是骨折端生物学环境不佳。因多次手术导致局部损伤明显,微血管形成不足,血供较差,生长因子含量少甚至无,无法诱导局部微血管形成和周围间充质干细胞归巢,骨折愈合机制中断。治疗应改善骨折端生物学环境,可通过微创导致骨折端微损伤,产生骨折渗液,启动骨折愈合机制,额外提供生长因子,增加局部生长因子的量和活力,促进干细胞归巢并促进成骨,同时采取骨髓浓集液(图5-7),与生长因子混合后(图5-8)经皮注射增加局部细胞数量。

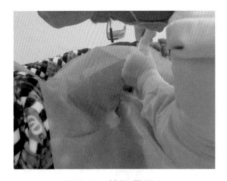 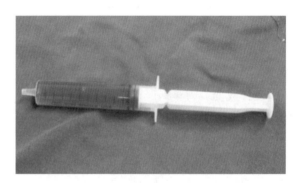

图5-7 抽取骨髓血　　　　　图5-8 骨髓浓集液和生长因子混合物

于2014年12月在腰麻联合硬膜外麻醉下行折端骨膜刺削(图5-9),并经皮注射自体骨髓浓集液和生长因子混合物(图5-10),术后继续口服中药补肾壮骨,指导患者适当负重功能锻炼。

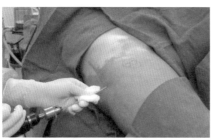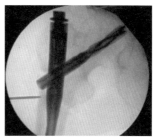

图5-9　透视下经皮刺削折端骨膜

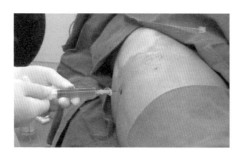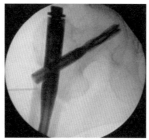

图5-10　经皮注射自体骨髓浓集液和生长因子混合物

【二次治疗后随访】

第一次治疗后间隔3周,3周后于门诊透视下经皮注射生长因子,确保注射到骨折端周围,连续3周,每周1次。2015年6月(术后6个月)复查,骨折端对位对线良好,可见少量骨痂生成,骨折线模糊(图5-11)。2015年10月(术后10个月)复查,骨折线模糊,骨痂生长明显(图5-12)。2016年2月(术后14个月)复查,骨折线消失,骨折愈合(图5-13)。

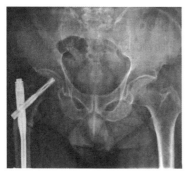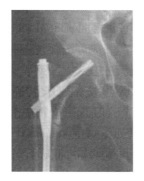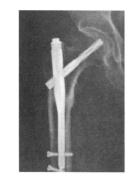

图5-11　术后6个月复查X射线片　　图5-12　术后10个月复查X射线片　　图5-13　术后14个月复查X射线片

案例二

【病史简介】

患者男,21 岁,2016 年 4 月从高约 3 m 处坠落导致右股骨颈骨折(图 5-14),急诊行骨折闭合复位空心钉内固定(图 5-15)。告知患者术后需扶双拐 3 个月避免患肢负重,但患者依从性差,术后 2 个月间断弃拐行走。2016 年 10 月(术后 6 个月)复查,X 射线片提示骨折端吸收,骨折线明显,股骨颈短缩,延迟愈合(图 5-16)。告知患者需住院治疗,考虑植骨,但患者拒绝住院进一步治疗,要求口服药物治疗。2017 年 2 月(术后 10 个月)再次复查,骨折端无明显愈合,骨折端吸收,股骨颈短缩,骨折端轻微硬化,提示骨折不愈合(图 5-17)。患者拒绝切开植骨治疗。

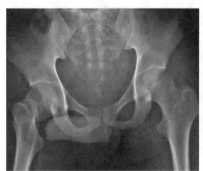 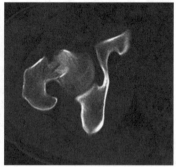

图 5-14　右股骨颈骨折,明显移位,GardenⅢ型

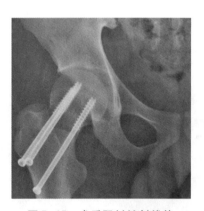 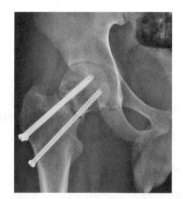

图 5-15　术后即刻 X 射线片　　图 5-16　术后 6 个月复查 X 射线片

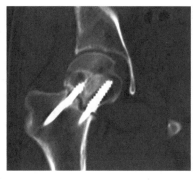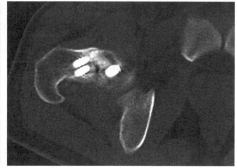

图 5-17　术后 10 个月复查 X 射线片

【诊断】

右股骨颈骨折不愈合。

【病情分析】

患者 21 岁,青壮年,因高处坠落导致右股骨颈骨折,致伤暴力大,导致骨折移位明显。股骨头血供主要为旋股内侧动脉升支,骨折移位导致血管损伤,股骨头血供破坏,容易出现骨折不愈合。所以青壮年股骨颈骨折建议术后 3 个月内避免负重,扶拐活动,但该患者依从性差,擅自弃拐行走活动。另外,患者因骨折后焦虑而吸烟,更促进骨折不愈合发生。术后 10 个月骨折端明显不愈合,折端吸收,间隙增加,以切开折端植骨为最佳治疗,但是患者拒绝。根据患者情况分析骨折端血供差,生物学环境破坏,缺乏促进骨折愈合的生长因子。为改善骨折端生物学环境,采用经皮注射自体骨髓浓集液和生长因子治疗。

【治疗方案】

经皮调整螺钉,折端加压并注射自体骨髓浓集液和生长因子混合物。于髂后上棘抽取骨髓血,经静脉抽取外周静脉血制备骨髓浓集液和生长因子混合物(图 5-18)。透视下经皮将导针置入空心内部,用空心螺丝刀取出 2 枚螺钉,减少 5 mm 后折端加压,剩余 1 枚螺钉旋紧加压,透视可见骨折间隙减小(图 5-19)。经皮用一枚直径 2.5 mm 克氏针于折端进行刺削,造成局部微损伤,诱导骨折渗液产生(图 5-20)。经皮注射自体骨髓浓集液和生长因子混合物,改善局部生物学环境,提高生长因子和细胞含量,促进骨折愈合(图 5-21)。

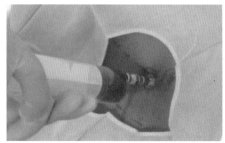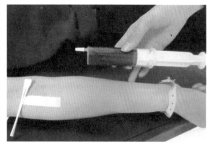

图 5-18　抽取骨髓血和周围静脉血制备骨髓浓集液和生长因子混合物

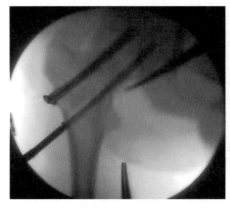

图 5-19　经皮调整螺钉,折端加压

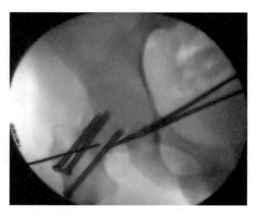

图 5-20　经皮刺削折端骨膜

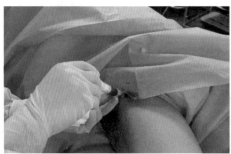

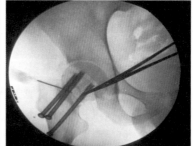

图 5-21　经皮注射自体骨髓浓集液和生长因子混合物

【治疗后随访】

术后告知患者扶单拐,避免患肢负重,但需每天进行患肢踩电子秤锻炼,从 20 kg 开始,逐步增加到体重的 1/2。继续服用中药补肾壮骨促进愈合。叮嘱患者绝对戒烟。2017 年 4 月复查,X 射线下见骨折线模糊,折端可见骨痂形成(图 5-22)。2017 年 8 月复查,X 射线检查示骨折间隙减小,骨折线模糊,折端骨痂生长(图 5-23)。2018 年 1 月复查,X 射线检查示骨折端可见连续骨小梁形成,骨折线消失,骨折愈合(图 5-24)。

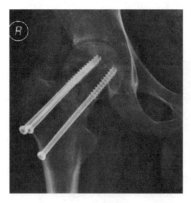

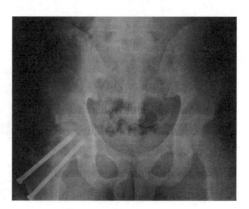

图 5-22　术后 2 个月复查 X 射线片　　　　图 5-23　术后 6 个月复查 X 射线片

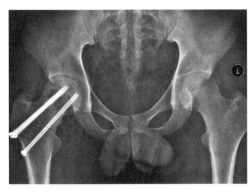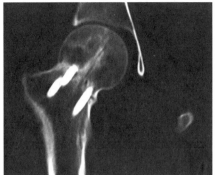

图 5-24 术后 11 个月复查 X 射线片

讨 论

骨折不愈合及延迟愈合是创伤骨科需要面对的棘手问题,如何通过小的创伤达到促进骨折愈合的目的是骨科医生及患者所期望的。原位组织再生技术提供了骨折修复需要的细胞和生长因子,生长因子为自体血小板裂解所得,可以提供组织修复的综合生长因子。通过基础研究和临床工作两方面证实了原位组织再生技术可以促进骨折愈合,为骨折延迟愈合和不愈合提供了一个新的治疗方法。但有学者认为自体骨髓浓集液中细胞含量有限,效果不如干细胞移植,但因干细胞治疗技术目前管控严格,不能临床应用和进一步推广。

参考文献

[1] BELL A, TEMPLEMAN D, WEINLEIN J C. Nonunion of the femur and tibia: an update[J]. Orthop Clin North Am, 2016, 47(2): 365-375.

[2] SEN M K, MICLAU T. Autologous iliac crest bone graft: should it still be the gold standard for treating nonunions? [J]. Injury, 2007, 38 Suppl 1: S75-S80.

[3] SANTOLINI E, GOUMENOS S D, GIANNOUDI M, et al. Femoral and tibial blood supply: a trigger for non-union? [J]. Injury, 2014, 45(11): 1665-1673.

[4] BRINKER M R, O'CONNOR D P, MONLA Y T, et al. Metabolic and endocrine abnormalities in patients with nonunions[J]. J Orthop Trauma, 2007, 21(8): 557-570.

[5] SATHYENDRA V, DONAHUE H J, VRANA K E, et al. Single nucleotide polymorphisms in osteogenic genes in atrophic delayed fracture-healing: a preliminary investigation[J]. J Bone Joint Surg Am, 2014, 96(15): 1242-1248.

[6] OBERMEYER T S, YONICK D, LAUING K, et al. Mesenchymal stem cells facilitate fracture repair in an alcohol-induced impaired healing model[J]. J Orthop Trauma, 2012, 26

(12):712-718.

[7]姜保国,王亦璁.骨与关节损伤[M].5版.北京:人民卫生出版社,2012.

[8]张骏,尤奇,邹刚,等.原位组织工程技术修复骨与软骨损伤:应用及存在的问题[J].中国组织工程研究,2019,23(20):3255-3260.

[9]SENGUPTA D,WALDMAN S D,LI S. From in vitro to in situ tissue engineering[J]. Ann Biomed Eng,2014,42(7):1537-1545.

[10]SHARIFIAGHDAS F,NAJI M,SARHANGNEJAD R,et al. Comparing supportive properties of poly lactic-co-glycolic acid (PLGA),PLGA/collagen and human amniotic membrane for human urothelial and smooth muscle cells engineering[J]. Urol J,2014,11(3):1620-1628.

[11]王臻,刘继忠,黄长明,等.大段同种异体皮质骨移植后哈佛管内的骨诱导成骨研究[J].中华骨科杂志,2002,22(5):60-64.

[12]刘勇,程智涛,胡阿威,等.同种异体块状骨植骨支撑治疗跟骨骨折的疗效[J].武警医学,2022,33(1):30-33.

[13]LOPES D,MARTINS-CRUZ C,OLIVEIRA M B,et al. Bone physiology as inspiration for tissue regenerative therapies[J]. Biomaterials,2018,185:240-275.

[14]TANG Y,RAJENDRAN P,VEERARAGHAVAN V P,et al. Osteogenic differentiation and mineralization potential of zinc oxide nanoparticles from Scutellaria baicalensis on human osteoblast-like MG-63 cells[J]. Mater Sci Eng C Mater Biol Appl,2021,119:111656.

[15]JANMOHAMMADI M,NAZEMI Z,SALEHI A,et al. Cellulose-based composite scaffolds for bone tissue engineering and localized drug delivery[J]. Bioact Mater,2023,20:137-163.

[16]LEE J Y,CHOI M H,SHIN E Y,et al. Autologous mesenchymal stem cells loaded in Gelfoam® for structural bone allograft healing in rabbits[J]. Cell Tissue Bank,2011,12(4):299-309.

[17]RATHBONE C R,GUDA T,SINGLETON B M,et al. Effect of cell-seeded hydroxyapatite scaffolds on rabbit radius bone regeneration[J]. J Biomed Mater Res A,2014,102(5):1458-1466.

[18]UDEHIYA R K,AMARPAL,AITHAL H P,et al. Comparison of autogenic and allogenic bone marrow derived mesenchymal stem cells for repair of segmental bone defects in rabbits[J]. Res Vet Sci,2013,94(3):743-752.

[19]CAO L,LIU G,GAN Y,et al. The use of autologous enriched bone marrow MSCs to enhance osteoporotic bone defect repair in long-term estrogen deficient goats[J]. Biomaterials,2012,33(20):5076-5084.

[20]ALSOUSOU J,THOMPSON M,HULLEY P,et al. The biology of platelet-rich plasma and its application in trauma and orthopaedic surgery:a review of the literature[J]. J Bone Joint Surg Br,2009,91(8):987-996.

[21]倘艳锋,李启义,刘又文,等.富血小板血浆促进骨修复的研究和应用进展[J].中医正骨,2015,27(4):70-71.

[22]LANDESBERG R,MOSES M,KARPATKIN M. Risks of using platelet rich plasma gel[J]. J Oral Maxillofac Surg,1998,56(9):1116-1117.

[23]SOFFER E,OUHAYOUN J P,DOSQUET C,et al. Effects of platelet lysates on select bone cell functions[J]. Clin Oral Implants Res,2004,15(5):581-588.

[24]马信龙,谢军,王沛,等. VEGF、TGF-β1 在骨缺损不愈合中表达的实验研究[J].中华骨科杂志,2002(9):561-566.

[25]VO T N,KASPER F K,MIKOS A G. Strategies for controlled delivery of growth factors and cells for bone regeneration[J]. Adv Drug Deliv Rev,2012,64(12):1292-1309.

[26]XIE X,WANG Y,ZHAO C,et al. Comparative evaluation of MSCs from bone marrow and adipose tissue seeded in PRP - derived scaffold for cartilage regeneration [J]. Biomaterials,2012,33(29):7008-7018.

[27]LUGINBUEHL V,MEINEL L,MERKLE H P,et al. Localized delivery of growth factors for bone repair[J]. Eur J Pharm Biopharm,2004,58(2):197-208.

[28]MARIANO R,MESSORA M,DE MORAIS A,et al. Bone healing in critical-size defects treated with platelet-rich plasma:a histologic and histometric study in the calvaria of diabetic rat[J]. Oral Surg Oral Med Oral Pathol Oral Radiol Endod,2010,109(1):72-78.

[29]HAKIMI M,JUNGBLUTH P,SAGER M,et al. Combined use of platelet-rich plasma and autologous bone grafts in the treatment of long bone defects in mini-pigs[J]. Injury,2010,41(7):717-723.

[30]KANTHAN S R,KAVITHA G,ADDI S,et al. Platelet-rich plasma (PRP)enhances bone healing in non-united critical-sized defects:a preliminary study involving rabbit models[J]. Injury,2011,42(8):782-789.

[31]OLIVEIRA-FILHO M A,SOUZA M,TABUSHI F I,et al. Platelet-concentrated and platelet poor-plasma promote different pattern on immunohistochemical expression of TGF-beta1,however they impairs the osteoneogensis in calvarial defects treated with autograft due suppression of osteocalcin[J]. Acta Cir Bras,2021,36(6):e360604.

[32]邓勇,葛建华,鲁晓波.富血小板血浆对骨折愈合影响的研究进展[J].西南军医,2012,14(2):345-347.

[33]EPPLEY B L,WOODELL J E,HIGGINS J. Platelet quantification and growth factor analysis from platelet-rich plasma:implications for wound healing[J]. Plast Reconstr Surg,2004,114(6):1502-1508.

[34]MARTIN P,D'SOUZA D,MARTIN J,et al. Wound healing in the PU. 1 null mouse-tissue repair is not dependent on inflammatory cells[J]. Curr Biol,2003,13(13):1122-1128.

[35]DIEGELMANN R F,EVANS M C. Wound healing:an overview of acute,fibrotic and delayed healing[J]. Front Biosci,2004,9:283-289.

[36]YIN W,QI X,ZHANG Y,et al. Advantages of pure platelet-rich plasma compared with

leukocyte-and platelet-rich plasma in promoting repair of bone defects[J]. J Transl Med,2016,14:73.

[37] GIANNOUDIS P V, EINHORN T A, MARSH D. Fracture healing:the diamond concept [J]. Injury,2007,38(Suppl 4):S3-S6.

[38] SCHOTTEL P C, WARNER S J. Role of bone marrow aspirate in orthopedic trauma [J]. Orthop Clin North Am,2017,48(3):311-321.

[39] SANGHANI-KERAI A, MCCREARY D, LANCASHIRE H,et al. Stem cell interventions for bone healing:fractures and osteoporosis[J]. Curr Stem Cell Res Ther,2018,13(5): 369-377.

[40] 倘艳锋,杨玉霞,李红军,等. 应用"菱形理念"治疗股骨干骨折髓内固定术后不愈合[J]. 中国修复重建外科杂志,2020,34(8):1012-1017.

[41] 邵擎东,李宇飞,许天明,等. 自体红骨髓移植治疗鼠胫骨骨不连[J]. 中华实验外科杂志,2015,32(6):1375-1377.

[42] 徐存立,张清波. 经皮注射自体红骨髓治疗骨折延迟愈合及不愈合的疗效观察 [J]. 河北医学,2011,17(11):1490-1492.

[43] EL-JAWHARI J J,KLEFTOURIS G,EL-SHERBINY Y,et al. Defective proliferation and osteogenic potential with altered immunoregulatory phenotype of native bone marrow-multipotential stromal cells in atrophic fracture non-union[J]. Sci Rep,2019,9(1):17340.

[44] SAHU R L. Percutaneous autogenous bone marrow injection for delayed union or nonunion of long bone fractures after internal fixation[J]. Rev Bras Ortop,2018,53(6): 668-673.

[45] 方家刘,尹宗生,王伟,等. 富白细胞和血小板血浆对BMSCs在兔股骨头缺血性坏死中成骨作用的影响[J]. 中国修复重建外科杂志,2015,29(2):227-233.

[46] SAAD B N,ZURITA D,LI D J,et al. Bone marrow aspirate concentrate as a reliable adjunct in tibiotalocalcaneal fusion:a radiographic modified RUST score analysis[J]. Indian J Orthop,2022,56(1):87-93.

[47] BENSHABAT D,FACTOR S,MAMAN E,et al. Addition of bone marrow aspirate concentrate resulted in high rate of healing and good functional outcomes in the treatment of clavicle fracture nonunion:a retrospective case series[J]. J Clin Med,2021,10(20): 4749.

[48] HERNIGOU P,HOUSSET V,DUBORY A,et al. Early injection of autologous bone marrow concentrates decreases infection risk and improves healing of acute severe open tibial fractures[J]. Injury,2022,53(Suppl 2):S26-S33.

[49] VAN VUGT T,GEURTS J,BLOKHUIS T J. Treatment of infected tibial non-unions using a BMAC and S53P4 BAG combination for reconstruction of segmental bone defects: A clinical case series[J]. Injury,2021,52(Suppl 2):S67-S71.

[50] FONTES M L,SOUSA CAMPOS DE OLIVEIRA A L,ALOISE A C,et al. Bone marrow aspirate concentrate and platelet-rich fibrin in fresh extraction sockets:a histomorphomet-

ric and immunohistochemical study in humans[J]. J Craniomaxillofac Surg,2021,49(2):104-109.

[51]VAN LIESHOUT E, DEN HARTOG D. Effect of platelet-rich plasma on fracture healing[J]. Injury,2021,52(Suppl 2):S58-S66.

[52]YANG J,ZHANG X,LIANG W,et al. Efficacy of adjuvant treatment for fracture nonunion/delayed union:a network meta-analysis of randomized controlled trials[J]. BMC Musculoskelet Disord,2022,23(1):481.

[53]倘艳锋,杨玉霞,李红军,等.经皮骨折断端骨皮质"刺削"并局部注射自体浓缩骨髓液和富血小板血浆混合物治疗骨折延迟愈合[J].中华创伤骨科杂志,2018,20(11):999-1003.

[54]倘艳锋,杨玉霞,李红军,等.经皮自体骨髓浓集液和富血小板血浆联合注射治疗骨折延迟愈合[J].中国修复重建外科杂志,2020,34(9):1130-1135.

[55]倘艳锋,李无阴,李建明,等.自体生物活性浓集物局部注射治疗骨折延迟愈合的疗效分析[J].中国现代医学杂志,2015,25(32):105-109.

[56]TRINCHESE G F,CIPOLLARO L,CALABRESE E,et al. Platelet-rich plasma,mesenchymal stem cell,and non-metallic suture-based fixation technique in a patellar fracture nonunion:a technical note and systematic review[J]. Clin Orthop Surg,2021,13(3):344-351.

[57]NAMAZI H,MEHBUDI A. Investigating the effect of intra-articular PRP injection on pain and function improvement in patients with distal radius fracture[J]. Orthop Traumatol Surg Res,2016,102(1):47-52.

[58]SAMY A M. The role of platelet rich plasma in management of fracture neck femur:new insights[J]. Int Orthop,2016,40(5):1019-1024.

[59]GROSS J B,DILIGENT J,BENSOUSSAN D,et al. Percutaneous autologous bone marrow injection for treatment of delayed and non-union of long bone:a retrospective study of 45 cases[J]. Biomed Mater Eng,2015,25(1 Suppl):187-197.

[60]黄俊,杨威斌,许易,等.经皮富血小板血浆注射治疗应力性骨折不愈合疗效观察[J].浙江临床医学,2015(5):790-791.

[61]黄晶焕,李晓林.超声技术预测体外冲击波疗法治疗骨不连的疗效[J].国际骨科学杂志,2018,39(2):109-113.

[62]RUOSS S,WALKER J T,NASAMRAN C A,et al. Strategies to identify mesenchymal stromal cells in minimally manipulated human bone marrow aspirate concentrate lack consensus[J]. Am J Sports Med,2021,49(5):1313-1322.

[63]ROLLO G,BONURA E M,FALZARANO G,et al. Platet rich plasma or hyperbaric oxygen therapy as callus accellerator in aseptic tibial non union. evaluate of outcomes[J]. Acta Biomed,2020,91(4):e2020188.

第六章

原位组织再生技术在骨关节病治疗方面的研究与临床应用

　　随着人口老龄化的进程加快,众多国家进入了老龄社会。根据我国第七次人口普查结果,截至 2020 年 11 月 1 日,我国 60 岁以上老年人总数为 2.64 亿,占总人口的 18.7%,比 2010 年人口普查上升了 5.44%,而到 2050 年,将达 4.8 亿,占总人口的 34.1%,即每 3 人中就有 1 人超过 60 岁,届时中国将成为世界上老龄化最严重的国家。因此,老年退行性疾病已成为当今医学研究重要的课题之一。

　　骨关节病(osteoarthritis,OA),是一种退行性疾病,以关节软骨损害为主,常累及整个关节组织。其病理特点为关节软骨退化损伤,关节边缘和软骨下骨反应性增生。临床表现主要为关节的肿痛、僵硬甚至畸形。OA 是中老年人常见的疾病之一,常累及髋、膝、手指等关节。OA 是导致成年人慢性肌肉骨骼疼痛、功能障碍及丧失劳动力最主要的原因,其确切的发病机制尚未明确。临床治疗方法包括基础治疗、药物治疗、修复性治疗、重建治疗、中医治疗等,随着基因学、免疫学、生物力学等学科的不断发展,新的治疗方法不断涌现。

　　关节软骨原位再生,是将载有生物因子、可降解的生物相容性支架植入体内软骨缺损处,诱导多能干细胞迁移聚集于缺损区,并通过控时释放生物因子刺激体内干细胞增殖分化为软骨细胞,进而重建软骨。该技术诱导软骨自我修复,实现原位再生,可避免以往组织工程技术之体外扩增种子细胞的烦琐性和安全性问题,为关节软骨缺损修复提供了简便、安全、有效的新途径。

　　最早的关节软骨修复原理源于外科学修复理念,即组织损伤后,可通过手术人工刺激增强关节软骨内在修复能力,以促进关节软骨自我修复。骨髓腔内含有能分化为软骨的间充质干细胞,促使间充质干细胞定向聚集、增殖及分化,即可形成软骨。早期临床上应用的骨髓刺激技术——磨削性关节成形术,可诱发机体自我修复反应,实现关节软骨面再生重建。该手术将关节软骨缺损扩大至正常组织边缘,磨削至完全显露关节下骨并出血,以刺激周边正常软骨细胞分裂增殖,诱发来源于骨髓腔的自发性软骨修复。但该术式临床效果差,因为骨髓间充质干细胞难以经软骨下骨进入缺损区,而且软骨细胞为终末分化细胞,分裂增殖有限。Pridie[1] 于 1959 年提出一种钻孔术,即在损伤软骨区软骨下骨面钻出许多小孔并到达软骨下骨髓腔,使渗血血凝块填充于软骨缺损区域,以促进骨髓间充质干细胞随血凝块停留于软骨缺损处并增殖分化,诱发自我修复反应。

Steadman 等[2] 对钻孔术进行改良,采用手工钻孔打洞,以避免电钻转速快而引起局部组织热坏死,即在软骨下骨面每隔 3～4 mm 向下钻一深 4 mm、直径 0.5～1.0 mm 的小洞,尽可能保留较多正常组织,以降低医源性损伤,实现软骨修复。该技术又称作微骨折技术。目前关节镜下微骨折技术仍为临床上治疗软骨缺损广泛应用的技术之一。

组织工程技术的兴起,为关节软骨修复研究提供了更多选择,如生物性软骨材料移植和人工软骨材料移植。前者包括自体骨软骨移植(马赛克成形术)、异体骨软骨移植和骨膜软骨膜移植等,后者包括自体软骨细胞移植和功能化组织工程软骨移植。马赛克成形术是将自体非负重及非重要关节区骨软骨制备成圆柱形小骨软骨片,并经关节镜或手术切开植入软骨缺损表面,使融合界面由骨-骨变为骨-软骨,植入物与移植床紧密结合,这样受区和供体融合后可为移植软骨提供必要血供,临床疗效较好[3]。该术式适用于 1.0～4.0 cm² 的软骨缺损,软骨缺损面积较大时自体骨软骨有限,则难以有效填补修复关节软骨缺损。异体骨软骨移植虽有来源广泛、植入物形状大小不受限制、能与受体部位融合等优点,但该术式成功的关键在于降低免疫排斥反应,故临床广泛应用受到限制。骨膜软骨膜移植术是利用骨膜和软骨膜生发层成软骨活性来修复软骨,但骨膜软骨膜植入物难以有效固定,常因发生分离、移位等而导致软骨修复失败。

Brittberg 等[4] 于 1994 年首次报道应用自体软骨细胞移植治疗软骨缺损,即把实验室培养的自体软骨细胞植入缺损区,表面覆盖骨膜以防止软骨细胞流失,通过软骨细胞生长并合成分泌软骨基质,实现软骨缺损修复。该术式在临床上已取得一定疗效,目前发展至将体外扩增的种子细胞接种于可降解的三维多孔材料上,以构建功能化组织工程软骨,促进再生软骨[5]。临床研究[6]表明,基质支架辅助的自体软骨细胞移植,可明显缓解成人膝关节软骨缺损患者疼痛,多项术后评分较术前有明显改善,84% 患者达到优或良的结果。

功能化组织工程软骨制备需应用细胞生物学、材料工程学等技术。根据各种材料特性选取符合软骨力学性能并有良好生物相容性的材料制备人工支架,再通过体外扩增软骨种子细胞,并种植于人工支架上共同体外培养构建功能化软骨[7-8]。该技术为软骨修复再生提供了丰富的组织来源,人工构造软骨可复制性强,不受移植软骨来源有限的限制,可广泛应用于临床。手术植入的组织工程软骨支架为种子细胞增殖提供黏附空间和生长微环境,随着细胞增殖材料逐渐降解而形成新的与自身功能和形态相适应的软骨组织,完成缺损修复[9]。然而,功能化组织工程软骨存在许多局限性[10]:①获取自体软骨或间充质干细胞过程中,不可避免地会引起医源性损伤。②体外扩增细胞易受环境因素影响,培养过程可能引入外源性物质,安全性问题受到关注。③种子细胞种植密度难以控制。Ponticiello 等[11] 报道明胶支架在软骨组织再生中的应用,发现初始种入支架的种子细胞密度可影响种子细胞产生细胞外基质,过高或过低的种植密度均不利于软骨基质形成。④体外培养软骨细胞易出现去分化现象,表型形态发生呈纤维化改变,导致植入后新生软骨多为纤维软骨[12]。⑤细胞外基质降解快,软骨细胞分化结合不足,软骨力学性能差,强度退化明显,生物学及力学特性均难以达到临床要求,不易生成持久耐用的透明软骨[13-14]。

软骨原位再生技术则结合上述两大类方法的优点,保留了组织工程修复技术中支架材料的良好力学特性，摒弃了体外扩增软骨种子细胞的生物不安全性，采用有效的生物趋化因子刺激内源性干细胞定向迁移聚集于支架，并增殖分化，生成持久耐用的透明软骨。该技术操作简便、安全、有效，是一种理想的软骨修复技术，未来应用前景广阔。该技术关键在于：①体内干细胞归巢[15]至缺损区过程中需诱导足够多的成软骨类细胞迁移聚集，所以选择有效的生物活性趋化因子很重要；②植入支架为干细胞增殖分化提供适宜生长环境，而属外源性物质的支架材料会干扰细胞生长的微环境，因此支架材料的生物相容性、力学性能对细胞分化影响等也很重要。

关节软骨原位再生技术不需要复杂的体外培养过程，可直接激活体内干细胞增殖分化为软骨细胞的潜能，各类成软骨祖细胞定向迁移聚集于关节软骨缺损表面的内源性细胞归巢过程是原位再生技术成功的关键。细胞活性因子具有引导趋化作用，可促进成软骨细胞在缺损区微环境细胞因子影响下黏附于支架上原位再生。

组织工程研究已深入探讨各类种子细胞的分化潜能及活性因子的趋化作用。软骨损伤修复中广泛应用的间充质干细胞，多存在于骨髓、关节滑膜、髌骨下脂肪体、骨膜等间质组织中，具有强大的自我更新能力、多向分化潜能，可增殖分化为骨细胞、软骨细胞、肌细胞、脂肪细胞等多种类型细胞[16]。随着分子生物学的快速发展，可从分子水平来识别间充质干细胞。间充质干细胞能表达多种表面标记物，如 CD13、CD29、CD44、CD54、CD73、CD90、CD105、CD166 等，而 CD34 和 CD45 造血谱系标记物则呈阴性。Lee 等[17]在兔关节软骨缺损实验中以电脑三维构造聚-ε-己内酯立体支架，并负载转化生长因子(TGF)-β3，结果显示可有效刺激骨髓间充质干细胞在关节表面归巢，实现原位关节透明软骨再生。

目前，再生修复疗法主要包括自体软骨细胞移植[18]、同种异体软骨微粒移植[19]、间充质干细胞移植[20-21]。其共同点是通过外源植入的方式修补破损的软骨，缓解疼痛症状，提高关节运动功能。

实现骨结构与功能再生的重要前提之一，是对骨修复相关细胞的行为进行调控，其主要通过如下两种方式实现：①通过原位组织工程技术调控内源细胞行为；②通过引入外源细胞构建骨修复的理想微环境。原位组织工程技术是指通过构筑并植入支架材料，诱导内源细胞迁移至支架表面及内部，并通过支架的结构和生物活性来调控细胞行为，进而修复受损部位。原位组织工程的特点是不需要外源细胞，通过组织工程支架材料结合生物活性因子，在植入组织缺损部位后，对体内具有分化能力的细胞进行招募，并在缺损部位进行原位组织再生。原位组织工程技术通过调控内源性细胞实现组织修复过程，可以避免外源细胞在由体外植入的过程中可能引发的污染及免疫排斥等问题，并在最大程度上模拟组织的自我修复过程[22]。

第一节　基础研究

一、关节软骨原位再生自我修复作用激活

软骨组织发生受多种生物细胞因子调控，以促使骨髓间充质干细胞归巢至软骨损伤

区,促使间充质干细胞黏附于支架上并诱导其增殖分化为新生软骨[23]。与软骨修复有关的细胞因子包括骨形态发生蛋白(BMP)、肝细胞生长因子(HGF)、胰岛素样生长因子(IGF)-1、TGF-β、血小板衍生生长因子(PDGF)等。

　　TGF-β是一类具有多种功能的蛋白调控因子,能调控碱性磷酸酶活性和蛋白聚糖合成,促进细胞增殖,诱导间充质干细胞向软骨细胞分化。TGF-β对软骨形成具有双重调控作用,既可促进早期增殖分化阶段软骨细胞增殖分化及合成分泌细胞外基质,又可抑制成熟软骨细胞增殖分化及软骨基质钙化[24]。TGF-β1对于间充质干细胞向软骨细胞分化是必需的,且促进间充质干细胞向骨和软骨方向分化的作用具有剂量依赖性,TGF-β2和TGF-β3较TGF-β1能更强地诱导间充质干细胞向软骨细胞分化,更早地促进Ⅱ型胶原蛋白合成,积聚的Ⅱ型胶原蛋白和糖胺聚糖均较TGF-β1多[25]。

　　BMP属TGF-β超家族成员。研究[26]表明,BMP-2、BMP-4、BMP-6对人骨髓间充质干细胞均有诱导成软骨的作用,其中BMP-2效果最为显著。BMP-7在软骨修复过程中能刺激软骨细胞增殖分化,促进细胞外基质蛋白多糖合成并维持成熟软骨细胞表型,在保持软骨组织正常稳态中起重要作用[27]。体外试验发现[28],BMP-2、BMP-12和BMP-13均可增强软骨细胞表达特异性标志物分泌细胞外基质,促使软骨细胞增殖分化。

　　目前关于生物细胞因子在诱导细胞增殖分化方面的研究较为深入,而软骨原位再生技术的核心环节——刺激干细胞迁移归巢至软骨缺损区的实验和临床研究报道较少。软骨组织工程中实现原位再生的前提是细胞迁移归巢至缺损区。PDGF-BB亚型、表皮生长因子(EGF)、IGF-1、TGF-α、HGF、成纤维细胞生长因子(FGF)-2和凝血酶等在适宜浓度下,可持续性引起间充质干细胞迁移。上述细胞因子的复合制剂可显著增强细胞迁移性能,促进细胞归巢发生。正常软骨组织所含软骨细胞固定于软骨基质陷窝内,体外培养试验发现软骨细胞具有迁移性,其迁移速度(5~50 μm/h)较其他细胞(20~720 μm/h)慢[29]。体外细胞趋化性试验表明[30],软骨细胞和骨髓间充质干细胞在迁移上无显著性差异,软骨细胞培养过程中血清对其趋化作用存在时间和剂量依赖性,各类细胞因子中PDGF对软骨细胞诱导迁移作用最显著,PDGF-BB作用强于PDGF-AA;诱导骨髓间充质干细胞迁移的细胞因子较广泛,包括PDGF、VEGF、IGF-1、TGF-β、BMP-2、BMP-4和BMP-7。此外,少数炎症趋化因子对细胞迁移亦有作用。生物细胞因子在刺激间充质干细胞迁移聚集的同时诱导其增殖分化,在刺激成纤维细胞迁移过程中也发挥这些作用,只有凝血酶例外,仅对间充质干细胞聚集产生影响[31]。由此可见,骨髓刺激技术修复软骨缺损时血凝块中的凝血酶、PDGF、纤维蛋白等因子可诱导骨髓间充质干细胞聚集,将此类生物细胞因子负载于三维支架缓慢释放,可实现软骨再生修复。

　　作为细胞生长和组织形成的场所,微环境决定了细胞的功能发挥和细胞行为。因此,在原位组织再生中,调控材料与宿主微环境之间的相互作用是促进组织再生过程的关键[32]。正常生理微环境主要由基质细胞(包括成纤维细胞、血管内皮细胞、巨噬细胞、淋巴细胞和中性粒细胞等)、基质细胞分泌的细胞外基质及各种细胞因子组成[33]。研究表明,微环境的特定空间结构有利于维持干细胞的缓慢增殖和未分化状态,且在相关信号(如损伤)刺激下能激活休眠的干细胞,并诱导其朝定向靶细胞分化,最终形成特定的组织[34-35]。微环境主要通过细胞因子实现对干细胞行为的调控,其中,细胞因子的种类、数量及其空间分布可传递重要信息,能启动干细胞向损伤部位迁移,并调控细胞节奏(细胞黏附、铺展),强化或扭转细胞命运(增殖、分化或死亡)[36]。因此,干细胞微环境在原位再生中具有重要作用。

Luque-Molina 等[37]和 Douet 等[38]的研究表明,干细胞微环境中细胞外基质中的不同组分能够通过不同信号通路促进或抑制干细胞的增殖或分化。在此基础上,Bensiamar 等[39]和 Gronowicz 等[40]的研究表明,利用支架模拟成骨微环境,通过对炎症因子、多肽和离子等微环境成分的调节,促进成纤维细胞黏附和间充质干细胞分化,进而促进骨组织的再生。而在肝损伤微环境中,经血管进入该区域的未分化干细胞能够停留在该微环境中,并在细胞因子作用下向肝细胞分化,修复受损组织[41]。作为微环境的重要组成部分,微血管在微环境的维持和代谢过程中具有不可或缺的地位。因此,在骨组织原位再生中,通过向该微环境引入微血管及血管诱导因素[42-43],能够增强间充质干细胞的募集与迁移,在加速血管形成的同时,改善局部血液循环,加速间充质干细胞的分化,促进骨组织再生的完成。

在原位组织再生过程中,免疫微环境引发 IKK/NF-κB 等细胞通路,调节细胞因子如 TGF-β、白细胞介素-6(interleukin-6,IL-6)、肿瘤坏死因子-α(tumor necrosis factor-α,TNF-α)等的释放,募集、诱导干细胞进入该损伤区域并分化,修复组织和器官完成原位再生。研究发现,免疫系统和骨骼系统密切相关,多种细胞因子、受体和信号调节同时存在于两个系统中[44-45]。免疫细胞及微环境调控骨再生中成骨分化、破骨分化、纤维化、血管化等多个与骨再生密切相关的过程,释放调控因子,如炎症细胞因子 IL-1、TNF-α、IL-6 等影响骨组织的成骨和破骨过程。免疫微环境中,M1 和 M2 型巨噬细胞可分别通过抑瘤素 M(oncostatin M,OSM)通路 BMP-2、VEGF 等多种细胞因子的分泌诱导骨髓间充质干细胞的成骨分化,促进骨形成[46-48]。

这些研究表明,原位组织再生过程中,免疫微环境具有重要意义,对干细胞的募集和微环境的调节发挥关键作用。因此,原位组织再生须考虑材料对损伤部位免疫微环境的影响及调控。通过优化材料的性能,构建合适的免疫微环境,实现高效再生。

二、关节软骨原位再生支架构建

关节软骨原位再生之内源性细胞归巢过程中各类祖细胞聚集在软骨缺损区,支架则为细胞黏附、增殖、分化等提供生长空间,这是实现软骨再生的结构基础。因此,支架材料物理学特性应具有[49]:①可塑性及一定的力学强度,能牢固填充固定于缺损部位并引导细胞归巢,增强新生软骨组织力学性能;②一定的孔径大小和孔隙率,可给予迁移细胞生长空间,并完成黏附、增殖、分化过程;③材料性质稳定,便于消毒及保存。此外,作为体内异物,支架材料应达到以下生物学要求:①良好的生物相容性,不干扰黏附细胞增殖,不引起局部炎症反应;②无免疫原性,不引起机体免疫排斥反应,能与周围正常软骨融合生长;③生物可降解性,支架材料降解产物对机体无毒无害,体内不蓄积。

(一)天然材料

胶原蛋白是细胞外基质主要成分。软骨组织中细胞外基质构成复杂的网架结构,支持并连接组织结构、调节软骨组织发生和软骨细胞生理活动。胶原蛋白去除端肽后无免疫原性，可模拟正常组织细胞外基质调节组织再生，其高孔隙率有利于细胞迁移归巢，黏附性强能使迁移的祖细胞稳定于缺损处，但天然胶原蛋白力学强度不足，需与其他材料结合形成高性能复合材料，以适应软骨力学要求[50]。明胶是一种无脂肪的高蛋白，为胶原的水解产物，与胶原一样具有良好的生物相容性。实验研究[51]证实，明胶能介导干细胞黏附，对干细胞分化、迁移具有促进作用。

壳聚糖又称脱乙酰几丁质，其化学结构类似于软骨细胞外基质的氨基葡聚糖[52]。壳聚糖具有良好的生物相容性、生物降解性及无免疫原性[53]，其降解产物无毒副作用，在体内不蓄积。有研究[54]报道，壳聚糖具有促进血液凝固、灭菌、促进伤口愈合、吸收伤口渗出物、不易脱水收缩等作用，可作为支架材料促进骨软骨组织及神经组织再生。可根据不同应用要求，将壳聚糖制备成可注射性或水凝胶支架[55]，植入软骨缺损处可促进软骨细胞形成并分泌细胞外基质。

透明质酸具备可降解性，可制备成交联式可注射型水凝胶支架，负载软骨细胞和间充质干细胞形成细胞材料复合支架。体外实验显示植入兔膝关节后可有效修复关节软骨全层缺损，形成富含Ⅱ型胶原、蛋白多糖的软骨样组织，完成关节软骨再生[56]。

生物基质如脱钙骨基质（DBM）、脱钙牙基质（DDM），经脱钙、脱脂、脱蛋白等不同处理后，也可用作组织工程支架材料，且具有良好的生物相容性及力学性能。Yagihashi等[57]报道将牛牙齿DDM植入兔膝关节全层关节软骨缺损处，9周后关节软骨缺损表面出现一层与正常软骨厚度相似的新生软骨，认为DDM是骨软骨组织再生工程中一种有效的生物支架。

（二）人工合成材料

人工合成材料降解速率相对缓慢，具有良好的可塑性和高力学强度，有助于保护新生软骨组织免受关节运动过程中的力学破坏。人工合成材料聚乳酸（PLA）[58]、聚乙二醇（PRG）、聚羟基乙酸（PGA）[59]、聚乳酸-羟基乙酸共聚物（PLGA）、磷酸三钙（TCP）、聚对二氧环己酮（PPDO）[60]、聚乙烯醇（PVA）等中PLA、PGA、PLGA已获美国食品药品监督管理局（FDA）批准用作组织工程材料。PLA支架体内可降解，负载体外扩增培养的种子细胞并植入全层关节软骨缺损处后可形成透明样软骨组织[58]。PLGA结合PLA和PGA的特性，可提供足够强度的力学支撑，较PLA更利于细胞贴附生长并诱导软骨形成；种子细胞种植于PLGA，较之PLA能高比例地保持形态学表型[61]。但人工合成材料亦有不足之处。Pulliainen等[62]制备含自体软骨细胞的消旋聚乳酸（PDLLA）支架并植入猪膝关节软骨缺损处，与未植组相比，植入组软骨形成缓慢，认为PDLLA支架过硬而不适合作为软骨修复的支架材料。另有研究[63]报道，PLGA支架材料经体外试验证实能平稳降解，负载骨髓间充质干细胞并植入全层软骨缺损处后可形成纤维样组织，再添加纤维蛋白凝胶制备后，则可形成透明软骨组织。

（三）复合材料

天然材料和人工合成材料各有优缺点。天然材料如胶原蛋白，可逐渐降解而为细胞生长提供空间，但通常降解过快，生物力学特性不及人工合成材料，而人工合成材料大都为疏水性,组织相容性不及天然材料,降解产物会改变种子细胞增殖分化所需的微环境[64]。理想的支架材料应具备良好的组织相容性、生物降解性、力学强度和多孔的三维结构,微孔直径应适宜,孔隙率为70%～95%[65]。单一成分构成的三维支架材料仅具备部分优点,难以完全满足某一组织器官对支架材料所需结构和性能的要求,应用复合材料制备技术将两种或两种以上具有互补特性的材料按一定比例和方式组合,可形成具有所需结构性能要求的三维复合支架。刘建斌[66]报道在壳聚糖-明胶复合支架中加入β-磷酸三钙可提高复合支架压缩强度,保护细胞增殖分化,并随着植入时间的延长逐渐降解并由增生的软骨细胞所代替,最后支架基本吸收,软骨形成。

临床上关节软骨缺损通常导致软骨下骨区域损伤,软骨下骨区域较之关节软骨表面所含细胞类型及细胞外基质构成有许多不同,两者的生物力学要求亦有差异。因此,在构造复合支架时可采用双相复合构型[67]。骨相材料力学强度大,能与移植床骨质牢固结合,软骨相材料多孔高弹性,可为软骨细胞生长提供有利空间,两种不同基质材料在骨软骨区能紧密结合,植入体内后运动时能防止骨、软骨分离,双相结构负载生物活性因子,同时促进骨、软骨再生[68]。Frenkel等[69]报道在兔实验中采用多相支架,一组支架采用透明质酸-壳聚糖聚电解质复合物(PEC)结构,另一组支架采用Ⅰ型胶原蛋白,软骨缺损区域均植入含透明质酸的PLA,结果显示两组均可形成透明软骨,但PEC支架组更有利于新生软骨结构完整性、软骨下骨组织再生等。此外,软骨原位再生技术要求支架材料负载和缓慢释放各种促进软骨自修复的生物因子,且不影响生物因子活性,能形成诱导干细胞迁移聚集的浓度梯度,促进干细胞增殖分化为软骨细胞[70],因此支架空间构造及有效载药是制备过程中的关键环节。

超分子静电纳米自组装技术是一种带相反电荷的聚电解质,在液固界面经静电作用交替沉积的静电自组装成膜技术[71]。应用该技术可实现合成聚电解质、蛋白质和DNA等大多数生物大分子在温和制备条件下于众多基质材料上的组装,从而实现负载因子控时释放。该技术制备条件温和,工艺简单,对材料物理化学性质要求不高,可在复杂空间结构装置上实现,已成为构筑生物复合材料的有效手段之一。超分子静电纳米自组装构建纳米涂层,可有效地阻断材料与接触细胞之间的相互干扰。Elbert等[72]报道以海藻酸钠聚阴离子和聚赖氨酸阳离子相互交替沉积构建生物惰性薄膜层,并用于预防手术后组织粘连和促进愈合等。采用超分子静电纳米自组装技术将壳聚糖和透明质酸制备成多层膜,其生物惰性能在体液环境下稳定存在,还可应用于血管修复等[73]。超分子静电纳米自组装构建纳米多层膜可包含多肽、蛋白质、药物纳米微粒等,且不改变这些生物因子的生物活性和空间构型,能实现控时释放生物因子,调控细胞增殖分化[74]。

第二节 临床研究

骨关节病又称骨关节炎(osteoarthritis,OA)是一种常见病和多发病,严重降低患者生活质量且致残率高。目前临床采用的理疗、药物治疗(抗炎药物、镇痛药、糖皮质激素、医用几丁糖、医用臭氧、透明质酸)、关节镜清理术及截骨术等对症治疗,不能促进软骨修复及延缓病程的进展,无法从根本上逆转疾病的发展进程,在疾病晚期,常常需要关节置换等手术治疗。原位组织再生技术、细胞制剂腔内注射是目前治疗 OA 的前沿与热点,临床研究发现,细胞制剂具有较好的抗炎、止痛、修复软骨损伤、促进软骨再生、改善关节功能和延缓病程进展的作用,且不良反应少,是治疗 OA 的新趋势。

近年来的临床应用及研究成果主要集中在干细胞技术、骨髓浓集液(BMAC)、富血小板血浆(PRP)、血小板裂解液(PL)等领域,下面分类进行阐述。

一、间充质干细胞

间充质干细胞(mesenchymal stem cells,MSCs),是一种具备向软骨细胞、脂肪细胞和骨细胞等间叶组织分化的能力,对人体结缔组织的支持维护起部分作用的成体干细胞,在人体骨髓、脂肪、滑膜等组织中广泛存在。从不同部位收集并培养出的 MSCs 在免疫表型、多向分化能力上存在不同程度的差异。Barry 等[75]分析了膝关节周围不同组织来源的 MSCs 的特点,发现脂肪来源的间充质干细胞(adipose derived MSCs,AD-MSCs)和骨髓来源的间充质干细胞(bone marrow derived MSCs,BM-MSCs)都具备很强的增殖分化能力,而其他部位干细胞的增殖分化活性相对较弱。因此,临床上也常用脂肪和骨髓来源的 MSCs 作为"种子细胞"来对患者进行治疗。

目前国外针对 MSCs 的临床研究有很多,已有相关的药物问世[76]。目前普遍采取的方法是将 MSCs 制成细胞悬液,向关节腔内直接注射,这种方式简单易行,对患者损伤较小,在临床试验中广泛应用。

梁建基等[77]收集 26 例轻中度骨关节炎患者骨髓 15 mL,在实验室分离、培养、获得足量的 BM-MSCs,26 例患者双侧膝关节分别入组实验组及对照组,实验组膝注射自体来源的体外培养的 BM-MSCs (2×10^7 个),对照组则注射等量不含细胞安慰剂。观察到骨关节炎患者来源的自体 BM-MSCs 引入关节腔内,能明显的缓解轻中度骨关节炎患者关节疼痛、关节僵硬等临床症状,有效改善关节功能。分析认为自体 BM-MSCs 注入导致关节腔内 IL-10 水平升高,IL-1、TNF-α、软骨寡聚基质蛋白水平下降,推断 BM-MSCs 可能通过免疫调节及炎症抑制两种机制调节关节腔内紊乱微环境,缓解软骨的降解。Bosetti 等[78]在体外分析了 AD-MSCs 的软骨诱导特性,发现 AD-MSCs 可诱导软骨细胞增殖和细胞外基质的产生。JO 等[79]进行了随机对照试验,在膝关节骨关节炎患者 6 个月随访中 AD-MSCs 注射可显著改善 WOMAC 评分,显著减少缺陷的大小,并显著增加关节的软骨。表明 AD-MSCs 是一种可行的局部软骨缺损的治疗方法,因为它允许在缺损内进行单阶段的软骨再生。但是目前关于这种治疗方式的临床数据太少,其安全性和有效性尚无法评估。

二、骨髓浓集液

骨髓浓集液(bone marrow aspirate concentrate,BMAC)指从髂骨中抽取骨髓血液,其含有多种细胞因子,如血管内皮生长因子、血小板衍生生长因子、转化生长因子-β(transforming growth factor-β,TGF-β)、骨形态发生蛋白(bone morphogenetic protein,BMP)-2

和 BMP-7,这些因子的含量均较富小板血浆中更高。除此之外,还有软骨细胞增殖相关的生长因子,如促进间充质干细胞分化、伤口愈合和抑制促炎的细胞因子[80-82]。有学者在动物模型或在存在膝关节软骨缺损的患者中应有 BMAC 联合微骨折或者生物支架治疗膝关节软骨缺损,发现 BMAC 可以增加透明样软骨修复、改善预后且无不良事件发生,提示应用 BMAC 是一种安全、有效的软骨缺损辅助治疗方法[83]。

较多临床类研究也证实了骨髓浓集液可作为一种有效的治疗膝骨关节炎的手段。Shapiro 等[84]的单盲随机对照试验表明骨髓浓集液技术是安全的,患者耐受性良好,其可以缓解疼痛,改善活动度,降低对镇痛药的依赖,但有趣的是,与盐水组相比,二者没有显著性差异。GOBBI 等[85]研究表明采用骨髓浓集液修复全层关节软骨损伤是治疗膝骨关节炎患者关节软骨损伤的一种很有前途的选择。Themistocleous 等[86]对在单个中心接受骨髓浓集液关节腔注射治疗的 233 例膝骨关节炎患者的数据进行了回顾性评估,对纳入研究的 121 例膝骨关节炎患者进行了统计分析,神经病理性疼痛量表(neuropathic pain scale,NPS)由 8.33 分下降到 4.49 分,牛津大学膝关节评分(Oxford knee Score,OKS)由 20.20 分上升至 32.29 分,且没有出现并发症,结果表明关节腔内注射骨髓浓集液是一种安全可靠的方法,可改善膝骨关节炎的临床症状。另外,Shaw 等[87]研究表明多次骨髓浓集液注射比单次注射更有效;Centeno 等[88]研究发现与低剂量组相比,注射高细胞浓度的骨髓浓集液缓解疼痛的作用更好;有两项研究证明与重度骨关节炎患者相比,中度骨关节炎患者关节内骨髓浓集液注射后的临床效果更好(Kellgren-Lawrence 4 级)[89-90];还有研究通过将骨髓浓集液与其他不同组织联合注射,比较其疗效,其中骨髓浓集液联合脂肪组织注射的疗效并不优于骨髓浓集液单独使用[91-92]。上述临床研究进一步表明骨髓浓集液技术可以降低膝骨关节炎患者疼痛数字量表评分,缓解疼痛,提高膝关节功能评分,改善关节活动度,降低患者对镇痛药的依赖,并且发现对中度骨关节炎患者效果更好,多次注射比单次注射更有效,高细胞浓度的骨髓浓集液对于缓解疼痛效果更佳。

三、富血小板血浆、血小板裂解液

目前临床用于治疗 OA 的制剂主要有富血小板血浆(platelet-rich-plasma,PRP)和血小板裂解液(platelet lysata,PL)。PL 又称为 PRP 裂解液(platelet-rich plasma lysate,PRP-L),是浓缩血小板进一步裂解后所获得的液体成分,含有多种血小板源性细胞因子。

(一)PRP 治疗骨关节病的临床应用

多项研究表明,关节腔注射 PRP 治疗早中期膝骨关节炎(KOA)的效果优于关节腔注射透明质酸(HA)、皮质类固醇药物。Cole 等[93]将 111 例早中期 KOA 患者随机分为 HA 注射组和 PRP 注射组,每周注射 3 次,连续治疗 12 周,结果显示 PRP 注射组患者国际膝关节文献委员会(International Knee Documentation Committee,IKDC)膝关节评分高于 HA 注射组、膝部疼痛视觉模拟量表(visual analogue scale,VAS)评分低于 HA 注射组。Ahmad 等[94]将 89 例 KOA 患者随机分为 PRP 治疗组和 HA 治疗组,治疗 3 个月后,超声检查结果显示,与 HA 治疗组相比,PRP 治疗组滑膜肥厚减轻、关节腔积液减少,且滑膜微血管密度降低。

Elksnins-Finogejevs 等[95]将 40 例轻中度 KOA 患者随机分为 2 组，一组采用关节腔注射 PRP 治疗，一组采用关节腔注射皮质类固醇药物治疗，结果显示关节腔注射 PRP 的患者疼痛缓解与膝关节功能改善效果均更佳，且疗效持续时间更长。Simental-Mendía 等[96]将 65 例 KOA 患者随机分为 2 组，分别采用口服非甾体抗炎药和关节腔注射 PRP 治疗，结果显示关节腔注射 PRP 治疗 KOA 在疼痛缓解与膝关节功能改善方面更具优势。

单纯关节腔注射 PRP 治疗 KOA 患者，能够缓解膝部疼痛、改善膝关节功能，相较于其他药物的关节腔注射具有一定的优势。同时，研究人员采用关节腔注射 PRP 联合其他方法治疗 KOA，亦取得显著疗效。Karasavvidis 等[97]对 4 项关于关节腔联合注射 PRP 和 HA 的临床研究进行了荟萃分析，其中联合治疗组 193 例，单纯 HA 治疗组 184 例，结果显示联合治疗组患者膝部疼痛 VAS 评分和西安大略和麦克马斯特大学骨关节炎指数评分均低于单纯 HA 治疗组。Bastos 等[98]将 47 例 KOA 患者随机分为 3 组，分别为间充质干细胞（mesenchymal stem cell，MSC）治疗组（16 例）、MSC 联合 PRP 治疗组（14 例）和皮质类固醇药物治疗组（17 例），均采用关节腔注射治疗，结果显示，治疗结束后 12 个月，3 组患者膝关节损伤和骨关节炎结果量表（knee injury and osteoarthritis outcome score，KOOS）评分及膝关节活动度均较治疗前显著改善，且 MSC 联合 PRP 治疗组患者的 KOOS 评分均高于 MSC 治疗组和皮质类固醇药物治疗组。关节腔注射 PRP 联合其他方法的治疗效果显著优于单一疗法，提示 PRP 与其他药物能够发挥协同作用，进而提高治疗效果。

目前，PRP 不仅用于早中期 KOA 患者的非手术治疗，对于接受全膝置换术（TKA）的晚期 KOA 患者，于 TKA 术中采用关节腔注射 PRP，也取得了良好的临床疗效。Mochizuki 等[99]将 315 例欲接受 TKA 手术的 KOA 患者随机分为 PRP 治疗组（109 例）和对照组（206 例），PRP 治疗组于 TKA 术中应用关节腔注射 PRP，对照组常规进行 TKA，结果显示 PRP 治疗组术中及术后平均出血量少于对照组，血红蛋白含量下降幅度低于对照组，提示 TKA 术中应用关节腔注射 PRP 能够显著减少术中及术后出血、抑制血红蛋白含量下降。Guerreiro 等[100]将 40 例欲接受 TKA 的 KOA 患者随机分为 2 组，PRP 治疗组在 TKA 术中关闭关节囊前于关节腔注射 PRP，对照组不做特殊处理，结果显示 PRP 治疗组患者术后 1 d、2 d、7 d、21 d 及 2 个月的膝部疼痛 VAS 评分均低于对照组，表明 PRP 能够显著缓解接受 TKA 患者的术后疼痛。

为评估关节内注射 PRP 治疗 KOA 的疗效和安全性，Wang-Saegus 等[101]报道了迄今为止样本量最大的病例报告，在经过严格的纳入和排除标准后，808 例 KOA 患者中有 261 例接受了 3 次 PRP 关节内注射，治疗后 6 个月，患者的 WOMAC 评分、疼痛视觉模拟评分、Lequesne 指数和健康生活简表-36 较治疗前均有显著改善（$P<0.0001$），且未发生与 PRP 相关的不良反应。这与笔者进行的研究的结果一致，在 PRP 治疗后 1、2、3、4、6 和 12 个月时患者的膝关节功能评分均优于治疗前，差异具有统计学意义，说明关节内注射 PRP 可有效改善 KOA 患者的膝关节功能评分。

（二）PL 治疗骨关节病的临床应用

PL 含有血小板源性的 PDGF、TGF-β、成纤维细胞生长因子（fibroblast growth factor，FGF）、EGF、VEGF、IGF、结缔组织生长因子（connective tissue growth factor，CTGF）和基质细胞衍生因子（stroma derived factor，SDF）等细胞生长因子。PL 早期主要用于干

细胞培养,促进细胞的增殖。2015 年 AI-Ajlouni 等[102]首先用于治疗 OA。近年来,国外 PL 治疗 OA 的研究较少,国内进行了较多的研究。多项临床试验表明,关节腔内注射 PL 治疗 KOA 的短期疗效理想。PL 治疗 KOA 的作用机制包括:①可增加透明质酸的产生,同时保护软骨细胞免受滑膜细胞来源的炎症介质的侵害;②负载 PL 的复合水凝胶可抑制白细胞介素-1β 诱导的软骨细胞的炎症反应和去分化;③PL 对软骨的保护作用可能与调节透明质酸合酶-1 的表达有关;④PL 通过调节长链非编码 RNA H19/miR-29b-3p/SOX9 轴诱导人脐带 MSCs 向软骨细胞分化。

严伟等[103]在研究中发现关节腔内注射 PL 的患者,治疗后疼痛及僵硬程度减轻,关节功能受限程度降低,关节活动度和稳定性得到一定程度的恢复。侯燕等[104]比较关节腔内注射 PL(治疗组)和透明质酸钠(对照组)治疗 KOA 的疗效发现,连续治疗 1 个月后治疗组患膝的西安大略和麦克马斯特大学骨关节炎指数明显低于对照组,美国膝关节协会评分和膝关节 Lysholm 评分均高于对照组。鞠昌军等[105]通过对比研究发现,PL 治疗 KOA 能够取得与 PRP 同样的治疗效果且均优于玻璃酸钠,且不良反应发生率低。尽管这些研究验证了 PL 在治疗 KOA 中的独特优势,然而关于 PL 治疗 KOA 的长期疗效以及联合其他药物治疗的疗效有待进一步研究验证。

四、干细胞外泌体

外泌体(exosome)是由细胞分泌,包含蛋白质、脂质、mRNA、microRNA 和 DNA 等多种生物活性分子,直径为 40~100 nm,由磷脂双分子层膜包裹的小囊泡,是介导细胞通讯的关键性分泌因子。外泌体治疗 OA 也是目前的研究热点。鉴于 MSCs 治疗 OA 的有效性主要通过旁分泌发挥作用,而 MSCs 外泌体(mesenchymal stem cell exosomes,MSC-EXOs)是 MSCs 旁分泌作用中的一种重要物质。目前外泌体治疗 OA 的研究主要集中在 MSCs-Exo,胚胎干细胞源性 MSCs、诱导性多能干细胞源性 MSCs、BM-MSCs、脂肪 MSCs、羊膜 MSCs 和脐带 MSCs。MSC-EXOs 的制备有超速离心法、超滤法、凝胶色谱法、免疫磁珠法和试剂盒提取法,各有其优缺点,近年来市场上出现了不少商品化的外泌体抽提试剂盒,主要原理是通过排阻色谱和化合物共沉淀等方法对外泌体进行纯化分离,方便快捷、纯度和产率高。对 MSCs-EXOs 治疗 OA 的研究发现,关节腔内注射 MSC-EXOs 具有抗炎、减缓软骨细胞外基质的降解、降低软骨细胞凋亡、促进损伤软骨修复与再生和延缓病程进展的作用[106-107]。但目前仅限于实验研究,尚未见临床研究的报道。

第三节 典型案例分析

案 例

【病史简介】

患者女,56 岁,右膝关节疼痛活动不利 5 年,疼痛以膝关节髌前、内侧关节间隙为主,疼痛严重时自服非甾体抗炎药缓解症状,未系统诊治。现膝关节疼痛进行性加重,为寻求积极治疗,来院就诊。入院时右膝负重位 X 射线片显示关节内翻畸形、内侧关节间隙 1.0 mm(图 6-1、图 6-2)。

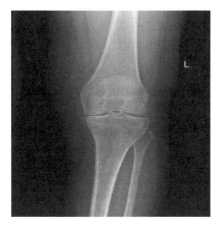
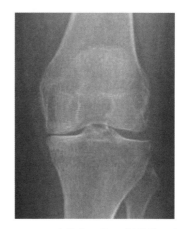

图 6-1　左膝关节正位 X 射线片　　　　图 6-2　膝关节正位 X 射线片局部

【诊断】

右膝关节骨关节炎。

【病情分析】

患者 56 岁,女性,退休职工,主要活动为家庭生活,无繁重劳动。根据下肢负重位 X 射线片,评估该患者为老年性膝关节炎中期阶段,轻度内翻,以膝关节内侧间隙变窄、软骨退变磨损为主,无明显骨赘增生。该患者保健意识较强,且拒绝手术干预,寻求生物再生医学治疗以避免、延缓后期关节置换术。

入院后完善相关检查,进行细致评估后,制定个体化治疗方案,建议患者行体外人工膝关节矫形结合软骨再生治疗膝关节骨关节炎,即佩戴体外矫形膝关节支具,关节腔内序贯注射自体细胞因子(自体血小板裂解液)。

【治疗方案及随访】

1.制备自体细胞因子　抽取患者外周静脉血 100 mL,放入已加有低分子量肝素钙 2 000 U 的针管中(图 6-3)。进行两次离心操作:第一次离心是将血液离心 20 min(离心机转速 1 000 r/min,离心半径 6 cm),分离出上、中层血清(图 6-4);将取出的血清放入 -80 ℃ 环境中冷冻,次日再将此血清于 37 ℃ 恒温水浴中解冻 5 min,再于离心机(转速 3 000 r/min,离心半径 6 cm)中离心 6 min,分离出上层血清(图 6-5)。加入 10 μg/mL 多西环素注射液(按照 1 000 : 1 的体积比例)。最后通过过滤,得到血小板裂解液,装入 5 mL 针管(图 6-6),共 5 支备用。

2.膝关节腔注射治疗　患者取坐位,患膝常规消毒后,屈膝 90°,用 5 mL 针头朝髁间窝方向刺入髌腱外侧凹陷处,回抽针管,至抽出关节液,确认针头端在关节腔内,避免刺入髌下脂肪垫或滑膜等组织。若关节积液较多,可继续抽出。留置针头,拔出针管,慢慢推注入 5 mL PL，完成后拔出针头，注射 30 min 后，观察有无不良反应。若无不良反应，病人可回家，并充分休息 1 d。次日患者可允许进行可耐受的日常活动。患者每 3 d 注射 1 次，每膝共注射 5 针。治疗期间如疼痛需避免服用非甾体抗炎药。注射方法见图 6-7。

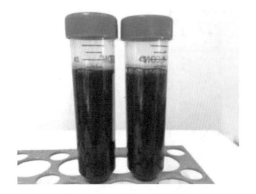

图 6-3　采得的外周静脉血

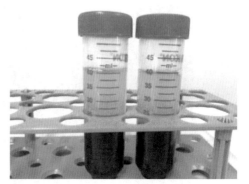

图 6-4　第一次离心后

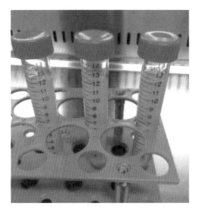

图 6-5　第二次离心后

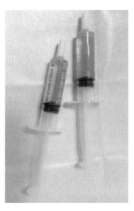

图 6-6　成品

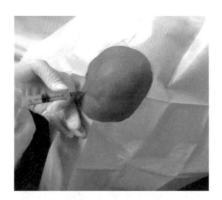

图 6-7　膝内注射

第1针注射后即开始佩戴体外矫形膝关节支具,该支具由龙福骨外固定器械研究所研制与生产。佩戴方法严格参照说明执行,每天佩戴时间4 h,具体时间要根据个人身体状况和承受度来确定。佩戴3个月为1个疗程,根据患者实际耐受力调节外翻的角度。

3.随访 治疗1 d后X射线片显示内侧关节间隙增宽(图6-8)。治疗6个月,去除体外矫形膝关节支具,负重正位X射线片示内侧关节间隙宽度增宽至1.8 mm,下肢力线外移(图6-9)。

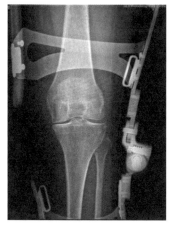
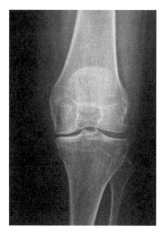
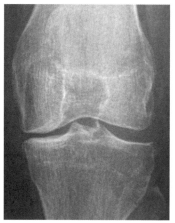

图6-8 治疗1 d后X射线片　　　　图6-9 治疗6个月复查X射线片

讨 论

KOA的主要病理特点为关节软骨的破坏、关节内炎症因子的沉积,后者又会进一步加重前者的发生。因此在治疗上需要促进软骨形成,抑制软骨破坏。目前膝骨关节炎的保守治疗方式为通过抗炎、镇痛、润滑关节来改善临床症状,主要为对症治疗不是针对基本病理的治疗方案。关节腔内注射是现在采用比较多的治疗方法,使用的药物主要有类固醇皮质激素、玻璃酸钠等,这些治疗可在一定程度上缓解症状,但并不能延缓骨关节炎的疾病进程。

第一版OA指南推荐使用透明质酸作为关节腔注射药物,现已得到广泛使用。HA广泛存在于人体的结缔组织和软骨中,在膝关节内是关节滑液和关节软骨基质的重要组成部分,它可以使滑液保持黏弹性状态。在随机安慰剂对照的多中心研究中,证明HA关节腔注射对膝骨关节炎是有效的,且对早期骨关节炎患者效果更明显。关节腔内注射HA可补充膝关节的内源性HA的缺失,一定程度上抑制炎症因子及蛋白多糖的释放,减少软骨破坏,提高关节腔内的黏弹性及润滑作用。

PRP是经自体外周静脉血冷冻、离心、裂解后得到的血小板浓缩液,现代研究表明其可释放大量细胞生长因子,这些生长因子对软骨细胞的合成具有显著的促进作用,同时还可通过降低白细胞介素-1β的活性而抑制软骨基质的降解;还能诱导内源性透明质酸形成,从而降低蛋白多糖和炎症因子对软骨的破坏作用,并能对关节起到润滑作用。基于 PRP 的上述作用机制,近年来临床上已较多用于早中期骨关节炎的治疗,其中张长青教授团队[108-109]在国内较早开展 PRP 治疗膝骨关节炎的研究工作,并取得了一系列的成果,甚至包括 PRP 制备套装的研发和临床应用。

我们在治疗 KOA 的过程中发现,PRP 冷冻后的裂解物经进一步分离所获得的液体成分,即血小板裂解液(platelet lysate,PL),能够取得不亚于 PRP 的治疗效果,同时因为去除了血小板膜和其他细胞残片的同时保留了其中的多种生长因子,大大减少了血小板自身的抗原性。在 Santo 等[110]的研究中,PL 与自体骨、异种骨或羟基磷灰石复合,并与自体骨髓间充质干细胞结合而形成的可注射组织工程骨,能加快成骨牵引的成骨速度,能明显地促进骨的再生和修复。

体外人工膝关节支具是根据 Ilizarov 的牵拉组织再生技术理论而设计应用的,即生物组织在一定的持续、缓慢的牵拉条件下,产生的张力能刺激细胞的有丝分裂,从而促进组织的再生和活跃生长。基于这一理论,体外人工膝关节支具可通过调节外翻角度,形成关节内侧牵拉和和外侧增压,逐渐增大膝关节内侧间隙,矫正因膝内翻造成的下肢力线紊乱,平衡膝关节内外侧应力,为关节软骨修复创造良好的环境,从而延缓关节的退变。

本病例中,患者在治疗后 HSS 评分稳步提升,VAS 和 WOMAC 评分逐渐降低,在疼痛、功能、步态方面改善明显。佩戴体外人工膝外翻支具时患者膝关节股胫角减小,内侧胫股关节间隙增宽,降低了内侧胫骨平台和股骨内侧髁间的压力和摩擦力,能够起到即时缓解疼痛的作用;同时外翻支具能够起到外固定支架的作用,增强了膝关节的稳定性。治疗开始 1 个月后 PL 对软骨营养和修复作用开始显现,VAS 和 WOMAC 评分逐步降低。同时,由于外翻支具持续性降低了膝关节内收力矩及内侧间室压力,患者体验良好。

目前我们在此方向的研究,即通过佩戴体外人工膝关节支具联合 PL 关节腔注射治疗 KOA,已完成病例近 500 例,显示出较为满意的疗效。该治疗方案,一方面可通过多种生长因子直接作用于膝关节,促进软骨修复、消除炎症反应、增加膝关节黏弹性;另一方面可通过支具的物理作用,调节患膝关节周围骨及软组织关系,纠正生物力线,减少关节软骨磨损,促进再生;两者结合,相辅相成,具有创伤小、风险低、简便易行、效果好等优点,值得临床推广应用,我们会继续优化 PL 制备工艺,持续改进治疗方案。

参考文献

[1] PRIDIE K H. A method of resurfacing osteoarthritic knee joints[J]. J Bone Joint Surg Br,1959,41(3):618-619.

[2] STEADMAN J R,RODKEY W G,BRIGGS K K,et al. The microfracture technic in the management of complete cartilage defects in the knee joint[J]. Orthopade,1999,28(1):26-32.

[3] HANGODY L,DOBOS J,BALO E,et al. Clinical experiences with autologous osteochon-

dral mosaicplasty in an athletic population：a 17 - year prospective multicenter study［J］. Am J Sports Med,2010,38(6):1125-1133.

［4］BRITTBERG M,LINDAHL A,NILSSON A,et al. Treatment of deep cartilage defects in the knee with autologous chondrocyte transplantation［J］. N Engl J Med,1994,331(14):889-895.

［5］WEBER B,EMMERT M Y,SCHOENAUER R,et al. Tissue engineering on matrix：future of autologous tissue replacement［J］. Semin Immunopathol,2011,33(3):307-315.

［6］MACMULL S,PARRATT M T,BENTLEY G,et al. Autologous chondrocyte implantation in the adolescent knee［J］. Am J Sports Med,2011,39(8):1723-1730.

［7］MO X,DENG L,LI X,et al. Experimental study of repairing fult thickness articular cartilage defect with chondrocyte-sodium alginate hydrogel-SIS complex［J］. Zhongguo Xiu Fu Chong Jian Wai Ke Za Zhi,2009,23(8):974-979.

［8］DICKSON G,BUCHANAN F,MARSH D,et al. Orthopaedic tissue engineering and bone regeneration［J］. Technol Health Care,2007,15(1):57-67.

［9］HATTORI K,OHGUSHI H. Progress of research in osteoarthritis［J］. Tissue engineering therapy for osteoarthritis,Clin Calcium,2009,19(11):1621-1628.

［10］STEINERT A F,GHIVIZZANI S C,RETHWILM A,et al. Major biological obstacles for persistent cell-based regeneration of articular cartilage［J］. Arthritis Res Ther,2007,9(3):213.

［11］PONTICIELLO M S,SCHINAGL R M,KADIYALA S,et al. Gelatin - based resorbable sponge as a carrier matrix for human mesenchymal stem cells in cartilage regeneration therapy［J］. J Biomed Mater Res,2000,52(2):246-255.

［12］PELTTARI K,LORENZ H,BOEUF S,et al. Secretion of matrix metalloproteinase 3 by expanded articular chondrocytes as a predictor of ectopic cartilage formation capacity in vivo［J］. Arthritis Rheum,2008,58(2):467-474.

［13］HORAS U,PELINKOVIC D,HERR G,et al. Autologous chondrocyte implantation and osteochondral cylinder transplantation in cartilage repair of the knee joint. A prospective,comparative trial［J］. J Bone Joint Surg Am,2003,85(2):185-192.

［14］WILLIAMS R 3RD,HARLY H W. Microfracture：indications, technique, and esults［J］. Instr Course Lect,2007,56:419-428.

［15］CHEN F M,WU L A,ZHANG M,et al. Homing of endogenous stem/ progenitor cells for in situ tissue regeneration：promises,strategies,and translational perspectives［J］. Biomaterials,2011,32(12):3189-3209.

［16］KEENEY M,LAI J H,YANG F. Recent progress in cartilage tissue engineering［J］. Curr pin Biotechnol,2011,22(5):734-740.

［17］LEE C H,COOK J L,MENDELSON A,et al. Regeneration of the articular surface of the rabbit synovial joint by cell homing：a proof of concept study［J］. Lancet,2010,376(9739):440-448.

［18］DAVIES R L，KUIPER N J. Regenerative medicine：a review of the evolution of autologous chondrocyte implantation（ACI）therapy［J］. Bioengineering（Basel），2019，6（1）：22.

［19］PERRIER-GROULT E，PÉRÈS E，PASDELOUP M，et al. Evaluation of the biocompatibility and stability of allogeneic tissue-engineered cartilage in humanized mice［J］. PLoS One，2019，14（5）：e 0217183.

［20］DE BARI C，ROELOFS A J. Stem cell-based therapeutic strategies for cartilage defects and osteoarthritis［J］. Curr Opin Pharmacol，2018，40：74-80.

［21］NG J，LITTLE C B，WOODS S，et al. Stem cell-directed therapies for osteoarthritis：the promise and the practice［J］. Stem Cells，2020，38（4）：477-486.

［22］CAO S，ZHAO Y，HU Y，et al. New perspectives：in-situ tissue engineering for bone repair scaffold［J］. Compos Part B Eng，2020，202：108445.

［23］FONG E S，CHAN K，GOODMAN S B. Stem cell homing in musculoskeletal injury ［J］. Biomaterials，2011，32（2）：395-409.

［24］SCHWARTZ Z，SYLVIA V I，DEAN D D，et al. The synergistic effects of vitamin D metabolites and transforming growth factor beta on costochondral chondrocytes are mediated by increases in protein kinase C activity involving two separate pathways［J］. Endocrinology，1998，139（2）：534-545.

［25］BERRY F，BOYNTON R E，LIU B，et al. Chondrogenic differentiation of mesenchymal stem cells from bone marrow：differentiation-dependent gene expression of matrix components［J］. Exp Cell Res，2001，268（2）：189-200.

［26］SEKIYA I，LARSON B L，VUORISTO J T，et al. Comparison of effect of BMP-2，-4，and -6 on in vitro cartilage formation of human adult stem cells from bone marrow stroma［J］. Cell Tissue Res，2005，320（2）：269-276.

［27］CHUBINSKAYA S，HURTIG M，RUEGER D C. OP-1/BMP-7 in cartilage repair［J］. Int Orthop，2007，31（6）：773-781.

［28］GOOCH K J，BLUNK T，COURTER D L，et al. Bone morphogenetic proteins-2，-12，and -13 modulate in vitro development of engineered cartilage［J］. Tissue Eng，2002，8（4）：591-601.

［29］MORALES T I. Chondrocyte moves：clever strategies？ ［J］. Osteoarthritis Cartilage，2007，15（8）：861-871.

［30］MISHIMA Y，LOTZ M. Chemotaxis of human articular chondrocytes and mesenchymal stem cells［J］. J Orthop Res，2008，26（10）：1407-1412.

［31］OZAKI Y，NISHIMURA M，SEKIYA K，et al. Comprehensive analysis of chemotactic factors for bone marrow mesenchymal stem cells［J］. Stem Cells Dev，2007，16（1）：119-129.

［32］COSSON S，OTTE E A，HEZAVEH H，et al. Concise review tailoring bioengineered scaffolds for stem cell applications in tissue engineering and regenerative medicine［J］. Stem

Cells Transl Med,2015,4(2):156-164.

[33] INMAN J L, ROBERTSON C, MOTT J D, et al. Mammary gland development: cell fate specification, stem cells and the microenvironment[J]. Development,2015,142(6): 1028-1042.

[34] BRASSARD J A, LUTOLF M P. Engineering stem cell selforganization to build better organoids[J]. Cell Stem Cell,2019,24(6):860-876.

[35] INGAVLE G, VAIDYA A, KALE V. Constructing three-dimensional microenvironments using engineered biomaterials for hematopoietic stem cell expansion[J]. Tissue Engineering Part B,2019,25(4):312-29.

[36] MOORE K A, LEMISCHKA I R. Stem cells and their niches[J]. Science,2006,311 (5769):1880-1885.

[37] LUQUE-MOLINA I, KHATRI P, SCHMIDT-EDELKRAUT U, et al. Bone morphogenetic protein promotes lewis X stagespecific embryonic antigen 1 expression thereby interfering with neural precursor and stem cell proliferation[J]. Stem Cells,2017,35(12):2417-2429.

[38] DOUET V, KEREVER A, ARIKAWA-HIRASAWA E, et al. Fractoneheparan sulphates mediate FGF-2 stimulation of cell proliferation in the adult subventricular zone[J]. Cell Prolif,2013,46(2):137-145.

[39] BENSIAMAR F, OLALDE B, CIFUENTES S C, et al. Bioactivity of dexamethasone-releasing coatings on polymer/magnesium composites[J]. Biomed Mater,2016,11(5): 055011.

[40] GRONOWICZ G, JACOBS E, PENG T, et al. Calvarial bone regeneration is enhanced by sequential delivery of FGF-2 and BMP-2 from layer-by-layer coatings with a biomimetic calcium phosphate barrier layer[J]. Tissue Engineering Part A,2017,23(23-24): 1490-1501.

[41] 王韫芳,南雪,尉承泽,等.丙烯醇致肝损伤微环境定向诱导骨髓干细胞向肝细胞分化[J].中华肝脏病杂志,2005,13(4):274-277.

[42] PAN Y, CHEN J, YU Y, et al. Enhancement of BMP-2-mediated angiogenesis and osteogenesis by 2-N,6-Osulfated chitosan in bone regeneration[J]. Biomater Sci,2018,6 (2):431-439.

[43] SUN J L, JIAO K, NIU L N, et al. Intrafibrillar silicified collagen scaffold modulates monocyte to promote cell homing, angiogenesis and bone regeneration[J]. Biomaterials, 2017,113(7):203-216.

[44] SADTLER K, SINGH A, WOLF M T, et al. Design, clinical translation and immunological response of biomaterials in regenerative medicine[J]. Nat Rev Mater,2016,1(7): 16040.

[45] RANI S, RYAN A E, GRIFFIN M D, et al. Mesenchymal stem cell-derived extracellular vesicles:toward cell-free therapeutic applications[J]. Mol Ther,2015,23(5):812-823.

[46] FREYTES D O, KANG J W, MARCOS-CAMPOS I, et al. Macrophages modulate the viability and growth of human mesenchymal stem cells[J]. J Cell Biochem, 2013, 114(1): 220-229.

[47] XIE Z, TANG S A, YE G, et al. Interleukin-6/interleukin-6 receptor complex promotes osteogenic differentiation of bone marrow-derived mesenchymal stem cells[J]. Stem Cell Res Ther, 2018, 9(1):13.

[48] SATO F, MIYAOKA Y, MIYAJIMA A, et al. Oncostatin M maintains the hematopoietic microenvironment in the bone marrow by modulating adipogenesis and osteogenesis[J]. PLoS One, 2015, 9(12):e116209.

[49] ANDERSON J, STENHAMRE H, BACKDAHL H, et al. Behavior of human chondrocytes in engineered porous bacterial cellulose scaffolds[J]. J Biored Mater Res A, 2010, 94(4):1124-1132.

[50] GLOWACKI J, MIZUNO S. Collagen scaffolds for tissue engineering[J]. Biopolymers, 2008, 89(5):338-314.

[51] SCHAGEMANN J C, ERGGELET C, CHUMG H W, et al. Celt-laden and cell-free biopolymer hydrogel for the treatment of osteochondral defects in a sheep model[J]. Tissue Eng Part A, 2009, 15(1):75-82.

[52] JAYAKUMAR R, NWE N, TOKURA S, et al. Sulfated chitin and chitosan as novel biomaterials[J]. Int J Biol Macromol, 2007, 40(3):175-181.

[53] DI-MARTINO A, SITTINGER M, RISBUD M V. Chitosan: a versatile biopolymer for orthopedic tissue-engineering[J]. Biomaterials, 2005, 26(30):5983-5990.

[54] MUZZARELLI R A. Chitins and chitosans for the repair of wounded skin, nerve, cartilage and bone[J]. Carbohydr Polym, 2009, 76(2):167-182.

[55] HAO T, WEN N, CAO J K, et al. The support of matrix accumulation and the promotion of sheep articular cartilage defects repair in vivo by chitosan hydrogels[J]. Osteoarthritis Cartilage, 2010, 18(2):257-265.

[56] AULIN C, BERGMAN K, JENSEN-WAERN M, et al. In situ cross-linkable hyaluronan hydrogel enhances chondrogenesis[J]. Tissue Eng Regen Med, 2011, 5(8):e188-e196.

[57] YAGIHASHI K, MIYAZAWA K, TOGARI K, et al. Demineralized dentin matrix acts as a scaffold for repair of articular cartilage defects[J]. Calf Tissue Int, 2009, 84(3):210-220.

[58] YAN H, YU C. Repair of full thickness cartilage defects with cells of different origin in a rabbit model[J]. Arthroscopy, 2007, 23(2):178-187.

[59] YOKOYA S, MOCHIZUKI Y, NAGATA Y, et al. Tendon-bone insertion repair and regeneration using polyglycolic acid sheet in the rabbit rotator cuff injury model[J]. Am J Sports Med, 2008, 36(7):1298-1309.

[60] JEONG W K, OH S H, LEE J H, et al. Repair of osteochondral defects with a construct of mesenchymal stem cells and a polydioxanone/ poly (vinyl alcohol) scaffold[J]. Bio-

technol Appl Biochem,2008,49(Pt 2):155-164.

[61]LEE N K,OH H J,HONG C M,et al. Comparison of the synthetic biodegradable polymers,polylactide(PLA),and polylactic-co-glycolic acid (PLGA) as scaffolds for artificial cartilage[J]. Biotechnol Bioproc Eng,2009,14(2):180-186.

[62]PULLIAINEN O. VASARA A L,HYTTINEN M M,et al. Poly-L-D-lactic acid scaffold in the repair of porcine knee cartilage lesions[J]. Tissue Eng,2007,13(6):1347-1355.

[63]WANG W,LI B,YANG J Z,et al. The restoration of full-thickness cartilage defects with BMSCs and TGF-beta 1 loaded PLGA/fibrin gel constructs[J]. Bioraterials,2010,31 (34):8964-8973.

[64]ZIPPEL N,SCHULZE M,TÖBIASCH E. Biomaterials and mesenchymal stem cells for regenerative medicine[J]. Recent Pat Biotechnol,2010,4(1):1-22.

[65]TRZECIAK T,RICHTER M. Biomaterials in articular cartilage lesions repair[J]. Chir Narzadow Ruchu Ortop Pol,2008,73(2):107-111.

[66]刘建斌. 壳聚糖-明胶/-磷酸三钙复合体作为组织工程软骨支架材料的实验研究[J]. 组织工程与重建外科杂志,2010,6(6):319-322.

[67]YIN Z,ZHANG L,WANG J. Repair of articular cartilage defects with "two phase" tissue engineered cartilage constructed by autologous marrow mesenchymal stem cells and "two-phase" allogeneic bone matrix gelatin[J]. Zhongguo Xiu Fu Chong Jian Wai Ke Za Zhi,2005,19(8):652-657.

[68]KEENEY M,ABHAY P. The osteochondral junction and its repair via bi-phasic tissue engineering scaffolds[J]. Tissue Eng Part B Rev,2009,15(1):55-73.

[69]FRENKEL S R,BRADICA G,BREKKE J H,et al. Regeneration of articular cartilage: evaluation of osteochondral defect repair in the rabbit using multiphasic implants[J]. Osteoarthritis Cartilage,2005,13(9):798-807.

[70]RICHTER W. Mesenchymal stem cells and cartilage in situ regeneration[J]. J Intern Med,2009,266(4):390-405.

[71]DECHER G. Fuzzy nanoassemblies:toward layered polymeric multicomposites[J]. Science,1997,277(5330):1232-1237.

[72]ELBERT D I,HERBERT C B,HUBBELL J A. Thin polymer layers formed by polyelectrolyte multilayer techniques on biological surfaces[J]. Langmuir,1999,15(16):5355-5362.

[73]THIERRY B,WINNIK F M,MERHI Y,et al. Nanocoatings onto arteries via layer-by-layer deposition:toward the in vivo repair of damaged blood vessels[J]. J Am Chem Soc,2003,125(25):7494-7495.

[74]GARZA J M,JESSEL N,LADAM G,et al. Polyelectrolyte multilayers and degradable polymer layers as multicompartment films[J]. Langmuir,2005,21(26):12372-12377.

[75]BARRY F,MURPHY M. Mesenchymal stem cells in joint disease and repair[J]. Nat Rev Rheumatol,2013,9(10):584-594.

［76］YANO K,WATANABE N,TSUYUKI K,et al. Regulatory approval for autologous human cells and tissue products in the United States,the European Union,and Japan［J］. Regen Ther,2015,1:45-56.

［77］梁建基,何智勇,刘康,等. 关节腔注射自体骨髓间充质干细胞治疗轻中度骨关节炎［J］. 中国组织工程研究,2015(14):2216-2223.

［78］BOSETTI M,BORRONE A,FOLLENZI A,et al. Human lipoaspirate as autologous injectable active scaffold for one-step repair of cartilage defects［J］. Cell Transplant,2016,25(6):1043-1056.

［79］JO C,LEE Y,SHIN W. Intra-articular injection of mesenchymal stem cells for the treatment of osteoarthritis of the knee:a proof-of-concept clinical trial［J］. Stem Cells,2014,32:1254-1266.

［80］CHAHLA J,DEAN C S,MOATSHE G,et al. Concentrated bone marrow aspirate for the treatment of chondral injuries and osteoarthritis of the knee:a systematic review of outcomes［J］. Orthop J Sport Med,2016,4(1):1-8.

［81］HOLTON J,IMAM M,WARD J,et al. The basic science of bone marrow aspirate concentrate in chondral injuries［J］. Orthop Rev(pavia),2016,8(3):80-84.

［82］COTTER E J,WANG K C,YANKE A B,et al. Bone marrow aspirate concentrate for cartilage defects of the knee:From bench to bedside evidence［J］. Cartilage,2018,9(2):161-170.

［83］SOUTHWORTH T M,NAVEEN N B,NWACHUKWU B U,et al. Orthobiologics for focal articular cartilage defects［J］. Clin Sports Med,2019,38(1):109-122.

［84］SHAPIRO S A,KAZMERCHAK S E,HECKMAN M G,et al. A prospective,single-blind,placebo-controlled trial of bone marrow aspirate concentrate for knee osteoarthritis［J］. Am J Sports Med,2017,45(1):82-90.

［85］GOBBI A,SCOTTI C,KARNATZIKOS G,et al. One-step surgery with multipotent stem cells and hyaluronan-based scaffold for the treatment of full-thickness chondral defects of the knee in patients older than 45 years［J］. Knee Surg Sports Traumatol Arthrosc,2017,25(8):2494-2501.

［86］THEMISTOCLEOUS G S,CHLOROS G D,KYRANTZOULIS I M,et al. Effectiveness of a single intra-articular bone marrow aspirate concentrate(BMAC)injection in patients with grade 3 and 4 knee osteoarthritis［J］. Heliyon,2018,4(10):e00871.

［87］SHAW B,DARROW M,DERIAN A. Short-term outcomes in treatment of knee osteoarthritis with 4 bone marrow concentrate injections［J］. Clin Med Insights Arthritis Musculoskelet Disord,2018,11:1179544118781080.

［88］CENTENO C J,AL-SAYEGH H,BASHIR J,et al. A dose response analysis of a specific bone marrow concentrate treatment protocol for knee osteoarthritis［J］. BMC Musculoskelet Disord,2015,16:258.

［89］KIM J D,LEE G W,JUNG G H,et al. Clinical outcome of autologous bone marrow aspirates concentrate（BMAC）injection in degenerative arthritis of the knee［J］. Eur J Orthop Surg Traumatol,2014,24（8）:1505-1511.

［90］CENTENO C J,PITTS J A,AL-SAYEGH H,et al. Efficacy and safety of bone marrow concentrate for osteoarthritis of the hip: treatment registry results for 196 patients［J］. J Stem Cell Res Ther,2014,4（10）:242.

［91］CENTENO C,PITTS J,AL-SAYEGH H,et al. Efficacy of autologous bone marrow concentrate for knee osteoarthritis with and without adipose graft［J］. Biomed Res Int, 2014,2014:370621.

［92］CENTENO C J,AL-SAYEGH H,FREEMAN M D,et al. A multi-center analysis of adverse events among two thousand,three hundred and seventy two adult patients undergoing adult autologous stem cell therapy for orthopaedic conditions［J］. Int Orthop,2016,40 （8）:1755-1765.

［93］COLE B J,KARAS V,HUSSEY K,et al. Hyaluronic acid versus platelet-rich plasma: a prospective,double-blind randomized controlled trial comparing clinical outcomes and effects on intraarticular biology for the treatment of knee osteoarthritis［J］. Am J Sports Med,2017,45（2）:339-346.

［94］AHMAD H S,FARRAG S E,OKASHA A E,et al. Clinical outcomes are associated with changes in ultrasono graphic structural appearance after platelet-rich plasma treatment for knee osteoarthritis［J］. Int J Rheum Dis,2018,21（5）:960-966.

［95］ELKSNINS-FINOGEJEVS A,VIDAL L,PEREDISTIJS A. Intra-articular platelet-rich plasma vs corticosteroids in the treatment of moderate knee osteoarthritis: a single-center prospective randomized controlled study with a 1-year follow up［J］. J Orthop Surg Res,2020,15（1）:257.

［96］SIMENTAL-MENDÍA M,VÍLCHEZ-CAVAZOS J F,PEÑA-MARTÍNEZ V M,et al. Leukocyte-poor platelet-rich plasma is more effective than the conventional therapy with acetaminophen for the treatment of early knee osteoarthritis［J］. Arch Orthop Trauma Surg,2016,136（12）:1723-1732.

［97］KARASAVVIDIS T,TOTLIS T,GILAT R,et al. Platelet-rich plasma combined with hyaluronic acid improves pain and function compared with hyaluronic acid alone in knee osteoarthritis: a systematic review and meta-analysis［J］. Arthroscopy,2021,37（4）:1277-1287.

［98］BASTOS R,MATHIAS M,ANDRADE R,et al. Intrarticular injection of culture-expanded mesenchymal stem cells with or without addition of platelet-rich plasma is effective in decreasing pain and symptoms in knee osteoarthritis: a controlled,double blind clinical trial［J］. Knee Surg Sports Traumatol Arthrosc,2020,28（6）:1989-1999.

［99］MOCHIZUKI T,YANO K,IKARI K,et al. Platelet-rich plasma for the reduction of blood loss after total knee arthroplasty: a clinical trial［J］. Eur J Orthop Surg Traumatol, 2016,26（8）:901-905.

［100］GUERREIRO J P,DANIELI M V,QUEIROZ A O,et al. Platelet-rich plasma（PRP）applied during total knee arthroplasty［J］. Rev Bras Ortop,2015,50（2）:186-194.

［101］WANG-SAEGUSA A,CUGAT R,ARES O,et al. Infiltration of plasma-rich in growth factors for osteoarthritis of the knee short-term effects on function and quality of Life［J］. Arch Orthop Trauma Surg,2011,131（3）:311-317.

［102］AL-AJLOUNI J,AWIDI A,SAMARA O,et al. Safety and efficacy of autologous intra-articular platelet lysates in early and intermediate knee osteoarthrosis in humans:A prospective open-label study［J］. Clin J Sport Med,2015,25（6）:524-528.

［103］严伟,刘海宁,宋修刚,等. 关节腔内重复注射血小板裂解液治疗早期膝骨关节炎疗效观察［J］.中国运动医学杂志,2017,36（10）:906-909.

［104］侯燕,秦立武,鞠昌军,等. 血小板裂解液关节腔注射治疗膝骨关节炎的临床观察［J］.中国中医骨伤科杂志,2017,25（11）:29-32.

［105］鞠昌军,严伟,赵锦伟,等. 血小板裂解液与富血小板血浆治疗膝骨关节炎的临床研究［J/CD］.中华关节外科杂志(电子版),2020,14（5）:565-571.

［106］WANG Y,YU D,LIU Z,et al. Exosomes from embryonic mesenchymal stem cells alleviate osteoarthritis through balancing synthesis and degradation of cartilage extracellular matrix［J］. Stem Cell Res Ther,2017,8（1）:189.

［107］WONG K L,ZHANG S,WANG M,et al. Intra-articular injections of mesenchymal stem cell exosomes and hyaluronic acid improve structural and mechanical properties of repaired cartilage in a rabbit model［J］. Arthroscopy,2020,36（8）:2215-2228.

［108］张长青,袁霆. 富血小板血浆在临床应用中的争议与研究进展［J/CD］.中华关节外科杂志(电子版),2016,10（6）:588-591.

［109］XIE X,ZHANG C,TUAN R S. Biology of platelet-rich plasma and its clinical application in cartilage repair［J］. Arthritis Research & Therapy,2014,16（1）:204.

［110］SANTO V E,POPA E G,MANO J F,et al. Natural assembly of platelet lysate-loaded nanocarriers into enriched 3D hydrogels for cartilage regeneration［J］. Acta Biomater,2015,19:56-65.

第七章

富血小板血浆在运动医学上的应用

　　运动损伤是目前临床比较常见的损伤类型。如何使在体育运动过程当中造成的这种损伤能够更好地恢复,是目前医学研究的一个热点。运动医学方面常见的疾病,例如运动导致的韧带、肌腱的损伤,早期的关节软骨退变等,对于年轻人来说主要常见于运动的损伤或创伤,而年老患者多见于关节的老化、退变等。对于这类疾病目前常用治疗方法主要包括物理疗法(如冷疗、磁热疗、针灸)、口服非甾体抗炎药、局部应用中药等。近年来随着 PRP 技术的成熟,其临床应用越来越广泛,相关的反馈越来越多,已经成为临床上治疗相关疾病的新手段。1993 年 Hood 等首先提出富血小板血浆概念,并发现富血小板血浆含有丰富的血小板,其数目比全血中数目高 3 倍以上。富血小板血浆是自体全血经过梯度离心、分离得到的血小板浓缩物,血小板含量丰富。研究人员已经在血小板内部或血小板表面发现了超过 1 100 种蛋白质,包括血小板衍生生长因子(platelet-derived growth factor,PDGF)、转化生长因子-β(transforming growth factor-β,TGF-β)、血管内皮生长因子(vascular endothelial growth factor,VEGF)、胰岛素样生长因子 1(insulin-like growth factor 1,IGF-1)、成纤维细胞生长因子(fibroblast growth factor,FGF)、表皮生长因子(epidermal growth factor,EGF)和其他细胞因子[1-2]。当血小板激活时,能释放多种生长因子,它们在促进骨细胞和成骨细胞的增殖、生长、分化和组织的形成过程中起着重要的作用。自 1998 年 Marx 等首次用富血小板血浆复合移植骨修复下颌骨缺损以来,富血小板血浆已被逐渐应用于口腔科、整形科、骨科、耳鼻喉科、神经外科等领域的组织修复中。

第一节　富血小板血浆治疗肌腱和韧带损伤的基础研究

　　肌腱是将肌肉与骨骼连接起来的致密结缔组织。因此,它们将肌肉力量传递到骨骼并使关节运动。肌腱承受较大的机械负荷,这可能导致受伤并影响腱功能。在运动损伤中,肌腱和韧带损伤是最普遍的健康问题之一。肌腱在暴力活动中易被牵拉损伤形成急性损伤,在长期的过度反复使用后,也会在局部形成小的胶原蛋白撕裂,变成慢性损伤。伤后的肌腱通过自我的瘢痕组织修复进行愈合,但其功能和效果可能会受到影响。肌腱韧带损伤分为急性和慢性损伤,有不同的病理变化。其在愈合修复机制上也有所不同。

既往对于此类疾病多采取局部药物应用、针灸理疗、冲击波等治疗方法。其目的就是激发潜在的炎症反应达到修复目的。

程杰等[3]的研究认为PRP可以促进肌腱细胞或者干细胞的增殖和分化。Wang等[4]研究结果表明10%活化的PRP即富血小板血浆凝块释放物(PRCR)可在体外加速人肌腱细胞的细胞增殖和胶原蛋白生成。De almeida[5]认为PRP还可以加速外周血干细胞诸如脂肪间充质干细胞(adipose-derived mesenchymal stem cells,ADSCs)和骨髓间充质干细胞(BMSCs)的增殖从而加速肌腱愈合。Hilber[6]发现PRP对腱细胞和肌腱干细胞(TSCs)的代谢也有十分重大的影响。既往研究显示PRP可以增加腱细胞和TSCs中总胶原蛋白合成。其中增强最多的是Ⅰ型和Ⅲ型胶原蛋白的相关代谢。PRP对人体肌腱细胞有促进合成代谢的作用[7]。PRP不止能提高胶原蛋白的表达,还可以提高软骨寡聚基质蛋白(cartilage oligomeric matrix protein,COMP)、核心蛋白聚糖(decorin)和腱生蛋白C(tenascin-C)的表达[8]。这些蛋白在肌腱疾病的治疗中起到举足轻重的作用。体外研究中,PRP可增强细胞外基质蛋白、促血管形成因子等的基因表达,促进胶原合成与肌腱细胞增殖,从而达到促进肌腱修复的作用[9-10]。PRP还可通过激活循环来源的细胞,达到启动肌腱修复过程的作用[11]。

Chen等[12]的研究证明PRP部分含有大量具有组织愈合潜力的生长因子。其中许多的因子,包括PDGF、表皮生长因子、转化生长因子(TGF)-β1和IGF-1,在肌腱愈合过程中增加。自体PRP已被用于促进肌腱或韧带的愈合[13-14]。PRP的活性释放物[富血小板凝块释放物(PRCR)]除了增加沉积外,还可以在体外刺激TSCs增殖和胶原蛋白生成[15-16]。PRCR治疗可以增加肌腱细胞数量和Ⅰ型和Ⅲ型胶原蛋白的体内产生,这是肌腱的主要成分[10,17]。在强烈的机械负荷之后用PRCR治疗,也可能调节TSCs向已知阻碍愈合的非肌腱细胞谱系的分化,但这尚未得到直接测试[18-21]。PRCR诱导肌腱细胞分化,同时抑制被认为阻碍肌腱愈合的脂肪细胞、软骨细胞和骨细胞谱系。

Christophe等[22]的研究表明,转化生长因子-β1在剂量依赖的基础上增加了内侧支和前交叉韧带成纤维细胞的胶原蛋白和非胶原蛋白合成。用转化生长因子-β1处理后,来自内侧副韧带和前交叉韧带的培养成纤维细胞的胶原蛋白合成相较于未处理的对照组增加了大约1.5倍。虽然前交叉韧带成纤维细胞对转化生长因子-β1的反应与内侧副韧带成纤维细胞相同,但前交叉韧带成纤维细胞合成的基质蛋白量约为内侧副韧带成纤维细胞的一半。增加的主要是Ⅰ型胶原蛋白。用表皮生长因子处理前交叉韧带成纤维细胞可使胶原合成增加约25%,但对内侧副韧带成纤维细胞几乎没有影响。碱性或酸性成纤维细胞生长因子都不会增加胶原蛋白或非胶原蛋白的合成。这些发现表明,单独或与表皮生长因子联合局部应用转化生长因子,可能具有通过在其重塑和愈合过程中增加基质合成来增强韧带的潜力。Zhang[23]的研究使用了9只成年新西兰白兔(6～8个月大,3.0～4.0 kg)。从兔子身上采集肌腱和血液的方案得到了匹兹堡大学机构动物护理和使用委员会的批准。TSCs是使用已发布的方案从髌腱中提取的。结果显示,未经PRCR处理的TSCs体积小,呈不规则形状,而随着PRCR剂量的增加,TSCs变大,分布良好,高度伸长,核骨蛋白表达下调。PRCR处理还显著增强了TSCs增殖、肌腱细胞相关基因和蛋白质表达以及总胶原蛋白的产生,所有这些都表明PRCR处理诱导TSCs分化为活化的肌腱细胞。

Kevin 等[24]37 只兔子使用纤维蛋白密封剂输送载体将不同剂量的生长因子应用于破裂的右侧膝关节内侧副韧带。这 5 组包括：①2 组接受 2 剂血小板衍生生长因子-BB；②2 组接受 2 剂这种生长因子加转化生长因子-β1；③1 组仅接受纤维蛋白封闭剂。在 6 周处死后，对愈合韧带进行生物力学和组织学评估。给予较高剂量的血小板衍生生长因子-BB 的膝关节股骨-内侧副韧带（MCL）-胫骨复合体的负荷、能量吸收到极限时，极限伸长值分别是较低剂量复合体的 1.6、2.4 和 1.6 倍，添加转化生长因子-β1 并没有使数值进一步增加。PDGF-BB 的应用显著改善了股骨-MCL-胫骨复合体的极限载荷、失效吸收能量和极限伸长值。此外，与较低剂量的 PDGF-BB 相比，较高剂量的 PDGF-BB 改善了股骨-MCL-胫骨复合体的更多结构特性，表明这些结构特性的改善是剂量依赖性的。

刘志贵等[25]认为 TGF-β 在韧带愈合中的机制为韧带组织受到损伤，修复过程即开始，可将其划分为 4 个相互重叠阶段：出血期、炎症期、增殖期、塑形及成熟期。韧带愈合主要是在损伤处形成瘢痕组织，与一般结缔组织相似，而不是真正意义上的韧带组织再生。在炎症阶段的早期受损区域出现多形核细胞、巨噬细胞对调整、促进愈合的细胞因子及生长因子所需的微环境极为重要，是调整愈合级联反应的关键。炎症阶段的后期即出现细胞增殖，表现为成纤维细胞增殖、黏蛋白基质及胶原蛋白产生，Ⅲ型胶原蛋白增多尤为明显，随后Ⅰ型胶原蛋白及基质明显增多。该阶段表现为合成代谢与分解代谢的动态平衡，同样，受多种细胞因子的调控，持续数周。塑形是一个缓慢而复杂的过程，是由瘢痕组织向正常韧带组织转变的过程，表现为胶原纤维的重新排列、成熟胶原基质增加，该阶段可持续数年。

Haslauer 等[26]在成年尤卡坦小型猪前交叉韧带（ACL）断裂损伤模型中检测白细胞介素-6（interleukin-6，IL-6）、IL-8、VEGF、TGF-β1 在关节内滑膜组织、韧带及断裂韧带两端增生物的基因表达量的变化发现，韧带损伤后第 1 天在滑膜组织和韧带中 IL-6、IL-8 基因表达量达高峰，C 反应蛋白在韧带损伤前后 3 d 持续增高，韧带损伤后第 9 天在滑膜组织中 VEGF、TGF-β1 基因表达开始明显增高。提示膝关节 ACL 损伤后前 3 d 处于分解代谢激进期，第 9 天开始机体合成代谢明显增强。TGF-β1 在早期韧带修复重塑中具有非常重要的作用，膝关节损伤后关节液 TGF-β1 水平明显升高，促进成纤维细胞向损伤部位迁移与增殖，并刺激成纤维细胞合成韧带相关胶原蛋白，进而促进 ACL 愈合，但 TGF-β1 在韧带愈合过程中诱导 MMP 的释放并促进损伤愈合的具体机制研究甚少。Wang 等[27]研究发现，TGF-β1 促进 MMP-2 表达，而 MMP-2 能促进细胞增殖与迁移，明显提高 ACL 成纤维细胞对损伤的修复能力，该过程能被核因子κB（nuclear factor kappa B，NF-κB）抑制剂——Bay11-7082、Bay11-7085 阻断。提示 TGF-β1 通过 NF-κB 途径调控 MMP-2 的分泌，促进成纤维细胞迁移。表明韧带愈合是缓慢的生物学修复过程，TGF-β 在韧带愈合过程中的表达调控对韧带组织修复重建具有重要意义，可促进膝部韧带的愈合。

第二节　富血小板血浆在肩袖、跟腱、髌腱等肌腱损伤方面的应用研究

一、肩袖损伤

肩袖(RC)损伤是发生在年轻人群中的一种常见的运动损伤。肩袖组织因其腱骨结合部位为骨、纤维软骨、肌腱多层结构移行,同时又是应力集中点,一旦发生损伤常难以自愈。减轻疼痛和改善功能是常规治疗的目标。目前,肩袖损伤的治疗方式有保守治疗和手术治疗两大类,保守治疗主要包括相对休息、疼痛治疗、物理治疗、皮质类固醇注射等,但疗效差异较大;手术治疗主要是通过关节镜进行修补,但术后仍有 20% ~60% 的再撕裂率,甚至有研究者报道巨大肩袖损伤的再撕裂率高达 91%[28]。因此,促进肩袖组织修复仍是运动医学领域的研究热点与难点问题。

Chen 等[29]检索从 2017 年 4 月以来电子数据库 PubMed、MEDLINE 和 Co-chrane 图书馆中,针对肌腱和韧带损伤应用富血小板血浆(PRP)进行研究的相关文献,共纳入37 篇文章,其中 21 篇(1 031 名参与者)可以纳入定量分析,PRP 可以减轻肱骨外侧上髁炎和肩袖损伤相关的疼痛。李亘等[30]对近年来肩袖损伤相关文献检索后,发现 PRP 对肩袖损伤的修复有效,但其具体成分、使用方式以及患者自身情况(如损伤程度、是否合并骨折、肩关节的解剖结构等)都会对 PRP 的治疗效果产生不同程度的影响。PRP 对中小程度的肩袖撕裂具有促进修复、降低再撕裂率及缓解疼痛的作用;当撕裂程度较大或发生全层撕裂时,其修复作用有限。

Krishan 等[31]采用一项两中心、盲法、随机对照试验,比较了接受关节镜修复术的患者的疼痛程度。患者被随机分配至 PRP 或生理盐水(安慰剂)组。他们接受了 2 次超声引导下的随机产品注射:1 次在术中注射,1 次在术后 4 周注射。主要结果测量是在术后6 周使用视觉模拟量表(VAS)评估肩痛。次要结果包括 EuroQol-5 维度(EQ-5D),西安大略肩袖指数(WORC),手臂、肩部和手部残疾评分(DASH),以及不良事件和翻修手术。在术前和术后 2、4 和 6 周对患者进行临床评估。结果显示,当中期功效分析导致试验提前终止时,我们招募了 25 名患者,随访率为 96%。组间的平均差异无统计学意义。EQ-5D、WORC 和 DASH 评分在第 6 周时也没有显示各组之间的显著差异(分别为 $P = 0.5$、0.99 和 0.9)。没有翻修手术,4 次不良事件(3 次为注射 PRP,1 次为注射生理盐水)。结论:当用 PRP 增强关节镜下修复的 RC 撕裂时,结果测量值没有统计学差异。临床相关性:确定改善 RC 撕裂患者预后的疗法仍然是一项挑战,值得持续研究。

Hurley 等[32]采用 Meta 分析,3 名独立审稿人根据 PRISMA(系统评价和元分析的首选报告项目)指南进行文献检索,第三作者解决任何差异,包括将 PRP 或 PRF 与肩袖修复中的对照进行比较的 RCT。使用 Jadad 评分评估证据质量。共纳入了 18 项 RCT,共1 147 名患者。对不同程度的肌腱愈合不完全率、术后 30 d 疼痛的视觉模拟量表评分,或改进的常数评分进行对比,得出结论。目前的证据表明,在肩袖修复中使用 PRP 可以提

高愈合率、降低疼痛水平和改善功能结果。相比之下,PRF 已被证明在提高肌腱愈合率或功能结果方面没有任何益处。

　　Shams 等[33]的随机对照研究旨在评估 40 例有症状的部分肩袖撕裂患者肩峰下注射富血小板血浆(PRP)与糖皮质激素注射治疗的结果。所有患者均在注射前、注射后 6 周、3 个月和 6 个月使用美国肩肘外科医师标准化肩膀评估表(ASES)、Constant-Murley 评分(CMS)、简单肩膀测试(SST)和视觉模拟量表(VAS)。利用 MRI 对所有纳入的患者在注射前和注射后 6 个月进行检查,并以 0~5 评分。结果与注射前相比,两个注射组随时间推移均显示统计学上显著改善的临床结局。注射后 12 周,PRP 组和皮质类固醇组之间在统计学上有显著差异,其中 VAS、ASES、CMS 和 SST 评估结果支持 PRP 组。MRI 显示,两组肌腱/泪液等级总体上略微无显著改善,但是两组之间在统计学上无显著差异。结论:PRP 注射比皮质类固醇注射更早显示出更好的结果,尽管在 6 个月后未发现统计学上显著差异。因此,肩峰下 RPP 注射可被视为皮质类固醇注射的良好替代品,尤其是在有皮质类固醇给药禁忌证的患者中。

　　有学者在研究 PRP 配合手术治疗肩袖损伤,肩袖钙化术后临床效果时未达到预期效果。Carr 等[34]研究 60 位随机诊断为肩袖肌腱病的患者(55% 为女性),年龄为 35~75 岁。患者被随机分配为单独使用关节镜下肩峰成形术,或与自体 PRP 一起注入肩峰下囊(AA+PRP)。结果发现:在研究的任何时间点,单独的 AA 和 AA+PRP 之间的 OSS 均无显著差异。从第 12 周开始,两组的 OSS 均比其基线评分显著增加($P<0.001$)。与单独手术相比,PRP 联合应用的骨性评分确定组织结构无明显变化。结论:关节镜下肩峰成形术可显著改善长达 2 年的长期临床疗效。PRP 的共同应用不会影响临床结果。PRP 会在手术后显著改变肌腱的组织特征,并增加细胞凋亡水平。

　　Verhaegen 等[35]行肩袖钙化的关节镜下针刺,产生肩袖部分缺陷,配合 PRP 观察其在针刺部分愈合过程中的作用。将患者分为肩袖缺损处接受围手术期 PRP 浸润组及对照组,患者在术前和术后 6 周、3 个月、6 个月以及 1 年进行临床评估。恒定分数、简单肩部测试和 QuickDASH(手臂、肩部和手部残疾问卷的简短版本)被用作结果测量。在3 个月和 6 个月的超声检查和 1 年后的磁共振成像评估袖带缺陷的演变。发现两组术后均有明显改善,两组间临床结果及肩袖愈合无差异。结论:关节镜下针刺是一种具有预测性、良好临床结果的手术。研究者发现 1 年后持续性肩袖缺陷率很高。这项研究无法确定添加 PRP 对肩袖愈合的任何有益影响。

二、肱骨外上髁炎

　　肱骨外上髁炎又称"网球肘",是临床上常见的软组织损伤导致疼痛的疾病,发病高峰集中于 40~50 岁,在普通人群中患病率为 1%~3%,手肘部工作人群中可达 7%[36]。常因肱骨外上髁的反复疼痛和活动功能受限影响患者生活和工作,其治疗包括功能锻炼与休息、理疗、冲击波治疗,以及使用非甾体抗炎药、激素、自体血制品、富血小板血浆和手术治疗等多种方法,其中应用糖皮质激素是常用的保守治疗肱骨外上髁炎的方式之一[37]。近年有研究认为炎性过程不是肱骨外上髁炎的发病机制,糖皮质激素治疗的长期效果不理想[38-39]。富血小板血浆因可促进软组织修复,近年来在安全性、症状缓解和激素类治疗远近期效果对比等方面,很多学者做了很多研究。

Allan[40]等5年内在12个中心共治疗了230名慢性外上髁肌腱病患者。所有患者都有至少3个月的症状并且常规治疗失败。PRP是从静脉全血中制备的,含有浓缩的血小板和白细胞。在接受局部麻醉后,所有患者的伸肌腱都在有或没有PRP的情况下进行针刺。在整个研究过程中,患者和研究人员对治疗组保持盲态。对患者结果进行长达24周的随访。在12周时接受PRP治疗的患者中报告明显有肘部压痛的患者百分比为37.4%,而对照组为48.4%,疼痛评分改善了55.1%,而对照组为47.4%。在24周29.1%的PRP治疗患者报告有明显的肘部压痛,而对照组为54.0%,其疼痛评分改善了71.5%,而对照组为56.1%。两组均未发生明显并发症。结论:本研究在12周时未发现显著差异。然而,在24周时,与对照组相比,用富含白细胞的PRP治疗的患者有临床意义的改善。Mi等[41]通过荟萃分析发现,富血小板血浆(PRP)组与类固醇组在短期(2~8周)和中期(12周)的疼痛缓解没有统计学差异。然而,类固醇组在短期(2~8周)的功能改善方面优于PRP组。此外,PRP在中期(12周)和长期(半年和1年)缓解疼痛和功能改善方面的效果优于类固醇在。考虑到PRP的长期疗效,我们推荐使用PRP作为肱骨外髁炎的首选治疗方案。首先,PRP中包含的高浓度血小板可以改善早期再生肌腱特性,使细胞能够在早期时间点感知和响应机械负荷[42-43]。其次,肌腱组织的再生可能需要3个月以上的时间[44]。最后,类固醇注射可能导致肌腱结构永久性不良变化。巩栋等[45]在疼痛缓解方面,发现富血小板血浆在2~4周的短期疗效劣于糖皮质激素,在6~12周的中期时间段内两者差异无显著性意义,而6个月至1年长期疗效则优于糖皮质激素。在关节功能恢复方面,2~4周和6~8周的短期时间内糖皮质激素优于富血小板血浆,在12周时两者差异无显著性意义,在6个月至1年时富血小板血浆则优于糖皮质激素。因此可认为糖皮质激素在短期的综合疗效优于富血小板血浆,而富血小板血浆的长期综合疗效则优于糖皮质激素,究其原因可能与富血小板血浆及糖皮质激素治疗肱骨外上髁炎的机制不同有关。

Walid等[46]通过对比6周时富血小板血浆(PRP)组与皮质类固醇组超声检查发现:①与PRP相比,接受皮质类固醇的患者多普勒活性下降更显著。②皮质激素组肌腱厚度减少,皮层糜烂患者较多,而PRP组肌腱厚度增加,常见伸肌腱撕裂患者较少。③在皮质类固醇和PRP组中,报告探针引起的总伸肌腱压痛和水肿的患者较少。结论:与富血小板血浆相对较慢但长期的效果相比,皮质类固醇注射在短期内提供了快速的治疗效果,随后症状复发。鉴于PRP表现出长期较慢的持续改善,作者建议需要仔细评估和提前治疗设计,旨在采用统一的制备技术,特别是对于PRP注射,包括不同的分离系统、浓度、使用血液成分和注射技术及方式等。这样能最大限度消除不确定变量的影响,能够得到更加有效的临床对比结果。

三、跟腱、髌腱损伤

跟腱断裂是常见的肌腱断裂性损伤之一。跟腱属于人体腱纤维最厚、机械性能最强的肌腱,自起点至止点逐渐变窄变厚,距跟骨结节上2~6 cm处最窄,且此处的血供最差,因此最易发生断裂。跟腱断裂可分为急性断裂和慢性断裂。急性断裂主要是由强烈的外力造成,如剧烈运动时,跟腱受到突然扭转的作用力而发生断裂;慢性的断裂主要是跟腱组织的变性,胶原纤维减少,使跟腱变脆,最终发生断裂。临床上跟腱断裂后常是手术治疗,但随之伴随的是各种不良反应,如瘢痕愈合、术后恢复慢、术后难护理、极易发生感染和组织粘连等。

金岩泉等[47]使用经皮微创小切口联合富血小板血浆治疗急性闭合性跟腱断裂,观察组术后6个月Leppilahti跟腱修复评分均高于对照组($P<0.05$),说明经皮微创小切口联合富血小板血浆治疗急性闭合性跟腱断裂,是一种安全、可靠的治疗方法。但是存在着病例数偏小、PRP的最佳治疗量和浓度不明、治疗窗口期不明确等不足。王位等[48]研究人脐带间充质干细胞(human umbilical cord mesenchymal stem cells,hUC-MSCS)联合富含血小板血浆修复跟腱损伤发现:①PRP的浓度可以影响hUC-MSCs的增殖速度,而适宜浓度PRP(20%体积浓度)在体外可以显著促进hUC-MSCs的增殖。②PRP的浓度可以影响hUC-MSCs的分化,适宜浓度PRP(20%体积浓度)在体外可以显著促进hUC-MSCs成肌腱分化。③PRP复合hUC-MSCs可以促进大鼠跟腱损伤后修复过程中成肌腱相关基因在蛋白水平的表达并显著改善大鼠受损跟腱愈合后的组织学表现,且效果好于二者单独使用。该研究使我们认识到PRP与hUC-MSCs在促进肌腱损伤修复上存在协同作用,为PRP复合hUC-MSCs用于临床治疗肌腱损伤提供了动物实验基础。关于PRP治疗足踝外科相关疾病尚未统一适应证,诸如对PRP治疗足踝部软组织疾病的观点不一,但多数学者研究认为PRP治疗仍可以取得令人满意的疗效,特别是在治疗慢性软组织损伤及加速难治性创面愈合方面[49-50]。针对慢性跟腱炎、跖筋膜炎、糖尿病足等涉及软组织损伤的疾病,大量随机、双盲、对照试验证实了上述结论[51-54]。而在涉及踝关节骨折、骨不连、踝关节置换、踝关节融合、距骨软骨损伤方面,相当一部分学者经临床研究后得出相反结论,认为在涉及骨质破坏、损伤或缺损方面的疾病,应用RPR治疗没有明显疗效[55-57]。DeVos等[58]对54名18~70岁的慢性肌腱病患者随机进行跟腱止点上方2~7厘米PRP注射(PRP组)或盐水注射(安慰剂组)进行提踵运动(常规护理)。24周后,PRP组的平均VISA-A评分显著提高了21.7分[95%CI,13.0~30.5],安慰剂组提高了20.5分(95%CI,11.6~29.4)。两组之间的增加没有显著差异。

在髌腱病方面,Liddle等[59]根据系统评价和荟萃分析(PRISMA)指南的首选报告项目进行系统评价。对Medline、EMBASE和Cochrane数据库以及试验注册中心进行了文献回顾。所有非比较研究都表明注射PRP后疼痛和功能有显著改善,并发症和不良后果很少见。结论:富血小板血浆是治疗顽固性髌腱病的一种安全且有前景的疗法。然而,其优于物理疗法等其他疗法的优势仍未得到证实。Gosens等[60]研究测量了慢性髌腱病患者在PRP治疗前后的疼痛和运动能力,发现PRP注射后疼痛比治疗前明显好转,VISA-P的平均分数从40.1分提高至57.7分。

值得深思并需加以研究的是,PRP的应用仍面临以下相关问题,如血小板是否存在最佳浓度和"受体饱和"效应;血小板含量与促进组织修复是否存在线性关系;PRP的剂量、应用频次及间隔时间;PRP是否需要"预激活";PRP在体外激活后再注射与先注射到体内然后再在体内激活在疗效上是否有区别;PRP中白细胞含量越多越好还是越少越好,或是存在治疗特殊疾病有其唯一且最优治疗效果的白细胞浓度。PRP应用所面临的问题也是其以后可能的研究及发展方向。所以仍然需要进行更多临床试验、长期病例随访、更成熟的 PRP 制备技术、更精细的 PRP 生物学特性及药理学的研究，为 PRP 的临床应用打下基础，开辟道路，拓展 PRP 在足踝外科乃至其他更多医疗学科的临床适应证，从而更好地造福于人类[61]。

四、膝关节韧带损伤

肌腱与骨结合部形态差异较大，根据生物力学不同分为间接止点与直接止点两种类型。间接止点亦称纤维止点，主要为致密纤维组织，以穿插连接移植肌腱与骨隧道并垂直于骨隧道纵轴的 Sharpev 胶原纤维为主要特征，多见于长骨干附近腱骨结合部[62-63]。直接止点通过纤维软骨移行带连接肌腱与骨隧道，从韧带向止点方向依次为韧带、非钙化纤维软骨、钙化纤维软骨和骨四层结构。在两类纤维软骨之间有"潮线"分隔，多见于正常 ACL 的腱骨止点或腱骨愈合晚期的骨隧道出口处[64-65]。直接止点可将力学负荷从软组织传导至骨骼上，在传导、缓冲应力的同时还可调控肌腱韧带的生长与胶原重塑[66]。

前交叉韧带损伤为膝关节的常见损伤。采用软组织自体、异体或人工移植物重建前交叉韧带修复损伤日益增多，术后移植物与骨隧道愈合时间及愈合程度是影响手术疗效的关键因素。目前促进膝关节腱骨愈合的实验研究繁多，其中运用的生物治疗技术包括生长因子、干细胞、自体骨膜、富血小板血浆等。基因转染作为较新的治疗手段也有报道，包括基质金属蛋白酶组织抑制因子、雌激素在内的新型物质，在基础实验中被证实有促进腱骨愈合作用，现有生物治疗技术研究多为基础研究，大规模临床应用尚待时日。

Cervellin[67] 将 40 名有髌腱移植物重建 ACL 指征的年轻运动员随机分配到 A 组（$n=$ 20 例，对照组）或 B 组（$n=20$ 例，PRP 组）。将自体 PRP 凝胶应用于髌骨和肌腱骨栓采集部位，并通过腹膜缝线进行稳定。采用临床检查、VAS 和 VISA 问卷调查，两组术后 VAS 评分无显著差异。表明 PRP 可用于减轻骨－髌腱－骨（BPTB）重建 ACL 后供区水平的主观疼痛。Braden 等[68] 对 13 头未成熟的猪进行了骨－髌腱－骨同种异体移植物的单侧 ACL 重建。在 7 头猪的同种异体移植物周围放置了胶原蛋白－血小板复合物（CPC）。试验组和对照组均观察到细胞和血管的浸润，在膝关节屈曲 60° 和 90° 时，重建膝关节的前后（anterior–posterior，AP）松弛值分别显著降低了 28% 和 57%，表明在 ACL 重建时应用 CPC 改善了移植物的结构特性，并减少了猪模型在愈合 15 周后的早期 AP 膝关节松弛。Mitja Rupreht 等[69] 在 50 名患者中，进行了标准的关节镜 ACL 重建。PRP 组接受了 PRP 的局部应用，而对照组没有接受 PRP。评估术中应用的 PRP 对环绕胫骨隧道的皮质骨形成的影响，发现在 ACL 移植重建后 2.5 和 6 个月，由于局部应用的 PRP，胫骨隧道周围的皮质骨形成增强。Vogrin 等[70] 通过腘绳肌移植和使用血小板衍生生长因子改善前交叉韧带重建后的膝关节稳定性。50 名患者被纳入研究，血小板凝胶组 25 名，对照组 25 名。在手术前和手术后 3 个月和 6 个月用 KT-2000 关节计评估了膝关节前后稳定性。与对照组患者相比，接受凝胶治疗的患者表现出明显更好的前后稳定性。BPTB 或 HT（腘肌肌腱）移植物重建 ACL 的关节镜检查结果和临床结果通常在积极和低积极的康复计划中都令人满意[71]。然而，用 HT 移植物重建的膝关节比用 BPTB 移植物重建的膝关节更松弛。临床研究表明，早期恢复剧烈的体育活动可能会导致或增加 ACL 重建后更大的膝关节松弛风险[72]。Mirzatolooei 等[73]将使用腘绳肌移植行 ACL 重建的患者根据围手术期是否将 PRP 引入隧道随机分两组。在手术后第 2 天和术后 3 个月进行膝盖的 CT 扫描,并测量隧道的宽度。还对 3 个月时的松弛度进行了临床评估。每组包括 25 名患者,术后 3 个月所有患者均无疼痛,膝盖稳定,拉赫曼(Lachman)试验阴性,运动范围广,两组的关节镜检查结果均有显著改善(P<0.001),但是 PRP 组的隧道拓宽略少,可说明在 ACL 重建后,PRP 在防止隧道扩宽方面没有显著作用。Vadalà 等[74]将 40 名男性患者随机分配到 A 组(20 例,PRP 组)和 B 组(20 例,对照组),根据移植物大小,在股骨和胫骨同时打直径 9 mm 的隧道。所有患者的中位随访时间为 14.7 个月(范围 10～16 个月),对他们进行了体格检查,发现在移植物植入前用 TDSCs 片包裹 ACL 移植物在放射学、组织学和生物力学上促进了 ACL 重建后 2 周和 6 周的早期移植物愈合。然而,未能在第 12 周时显示两组之间的极限载荷和刚度有显著差异。采用 Tegner、Lysholm、客观 IKDC 评分量表及 KT-1000 关节计分,患者还接受了 CT 评估,以评估隧道扩大的程度,结果得出 PRP 的使用似乎不能有效防止隧道扩大的结论。

　　上述研究表明,PRP 应用在腘绳肌移植重建 ACL 手术后可见胫骨隧道皮质骨形成增强,加强膝关节的稳定性,预防膝关节松弛,对于 BPTB 重建可减轻 ACL 后供区水平的主观疼痛,但好像不能有效地防止术后胫骨隧道的扩大。

　　对于 ACL 重建后促进腱骨愈合方面,学者在生长因子、干细胞、基因转染等生物治疗技术上均有大胆的尝试。Lui 等[75]在实验老鼠进行 ACL 移植物植入前,用肌腱源性干细胞(TDSCs)片包裹 ACL 移植物,在放射学、组织学和生物力学上促进了 ACL 重建后 2 周和 6 周的早期移植物愈合。然而,未能在第 12 周时显示两组之间的极限载荷和刚度有显著差异。TDSC 片在放射学、组织学和生物力学上促进了大鼠模型 ACL 重建后早期移植物的愈合。Masahiro 等采用自体半腱肌腱 ACL 重建术重建成年大白兔右膝。80 只家兔被分为 2 组:治疗组,其中移植物在手术过程中涂有混合在纤维蛋白胶载体中的 ADRC,而对照组的移植物仅涂有纤维蛋白胶。术后第 2、4、6、8、12 周,每组处死 8 只兔。3 只用于肌腱-骨界面的组织学评估,5 只用于生物力学检查。结果:组织学分析显示,软骨样细胞在大小和形状上更有序、更规则,连接肌腱移植物和骨组织的 Sharpey 样纤维在 ADRC 处理的组织中比在对照组织中出现得更早。说明在兔 ACL 重建模型中,ADRC 的局部给药促进了肌腱-骨交界处的早期愈合过程,无论是组织学上还是机械上。临床相关性:ADRC 可用于增强 ACL 重建中的移植物愈合。Lui 等[75]用结缔组织生长因子和抗坏血酸处理绿色荧光蛋白(GFP)大鼠 TDSCs,以促进细胞片形成。将进行单侧 ACL 重建的大鼠分为对照组和 TDSCs 组。在 TDSCs 组移植物插入之前,肌腱移植物用 GFP-TDSCs 片材包裹。在重建后的第 2、6 和 12 周,收集样本用于计算机断层扫描成像和组织学或生物力学测试。结果:只有 TDSCs 组显示胫骨隧道、骨骺区域的隧道、干骺端区域的隧道骨矿物质密度(BMD)呈时间依赖性增加。TDSCs 组移植物骨整合更好,关节内移植物完整性更高,细胞结构和血管分布更低,细胞排列更好,胶原蛋白双折射更高。结论:TDSCs 片材改善了大鼠模型 ACL 重建后的早期移植物愈合。Soon 等[76]在 36 只兔子中使用同种异体跟腱进行双侧 ACL 重建。在一个肢体上,移植物在纤维蛋白胶载体中涂有自体 MSCs,而对侧肢体作为没有 MSCs 的对照。在第 2、4 和 8 周时对重建进行组织学和生物力学评估。结论：在 ACL 重建过程中，MSCs 在同种异体移植肌腱-骨界面的应用导致纤维软骨介入区的发展。使用 MSCs 来增强同种异体骨整合是一种新的方法，提供了更多的生理和早期愈合的潜力。陈加荣等[77]将 24 只成年新西兰大白兔随机分为 A、B 两组。每组 12 只 24 膝。A 组随机选择兔双膝中的一侧植入经 VEGF 和透明质酸钠（SH）复合处理后的 BPTB（SH-VEGF 组），另一侧植入仅由 PBS 缓冲液（溶解保护试剂）处理的 BPTB（空白对照组）；B 组同法选择一侧植入经 VEGF 处理的 BPTB（VEGF 组），另一侧植入经 SH 处理的 BPTB（SH 组）。A、B 两组术后 2、4、8 周分别处死 4 只实验动物，对移植物进行大体形态学观察，采用苏木精-伊红染色和免疫组化法评估移植物再血管化情况。结果：2、4、8 周 SH-VEGF 组和 VEGF 组肌腱移植物血管化程度大于 SH 组和空白对照组。结论：在兔 ACL 异体 BPTB 重建过程中，SH 可作为 VEGF 的良好载体；SH 和 VEGF 复合后更能促进肌腱移植物早期再血管化。逯代锋等[78]将 30 只新西兰白兔随机分为实验组与对照组，每组 15 只，均取趾长伸肌腱作为移植物。实验组将 aFGF 胶原蛋白复合物植入重建的 ACL 腱-骨界面，对照组单纯行 ACL 重建。于术后第 4、8、12 周分别处死动物并取材，将股骨与胫骨端分别固定于生物力学试验机上，测试移植肌腱的腱-骨界面抗拉伸强度，取其绝对值作比较。同时，将股骨隧道和胫骨隧道纵向剖开，取下标本组织学观察移植物界面愈合情况。结果：术后第 4、8、12 周抗拉力强度实验组强于对照组，差异有统计学意义（$P<0.001$）。结论：aFGF 复合胶原蛋白能促进兔 ACL 重建腱-骨界面的早期直接愈合。

　　从目前文献可以观察到，对于 ACL 重建后促进腱骨愈合的生长因子、干细胞、基因转染等生物治疗技术只是停留在动物实验阶段，为进一步在人类中的研究指明了方向，奠定了基础，但仍需要大量的相关实验类研究以完善相关参量的数据。

第三节　典型案例分析

案例一

【病史简介】

　　患者女，56 岁，2017 年骑车时摔伤左踝关节，在当地给予外敷膏药治疗后疼痛仍持续存在。2019 年患者到当地医院拍摄 X 射线片后诊断为左踝关节囊肿。建议患者手术治疗，患者拒绝手术，回家继续外敷膏药治疗。2020 年 6 月患者因左踝关节内侧疼痛加重再次到医院就诊，当地医院仍建议患者手术治疗。2020 年 7 月至医院住院治疗。

【诊断】

　　左侧距骨软骨损伤。

【病情分析】

　　患者摔伤导致踝关节软骨损伤，受伤后未到医院进行规范的检查及治疗，导致踝关节软骨损伤进一步发展。软骨损伤后反复的行走使软骨下骨出现囊变、骨髓水肿，关节液进入软骨下骨导致疼痛。由于患者一直没有及时治疗致囊变发展。

【诊治方案】

入院后查体:左踝关节前内侧压痛明显,VAS 评分 8 分,外踝韧带无压痛,踝关节前抽屉试验阴性,踝关节外旋应力位检查无异常;踝关节周围肌力、关节活动度正常。常规拍摄踝关节负重位 X 射线片(图 7-1)、踝关节 CT(图 7-2)。

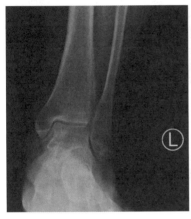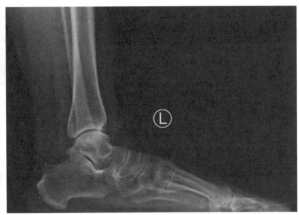

图 7-1　术前踝关节正侧位 X 射线片

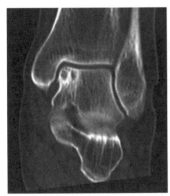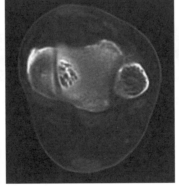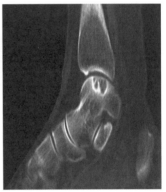

图 7-2　术前踝关节 CT

治疗:由于囊变区域位于踝关节内侧后侧,内踝遮挡了病灶区域,我们采用了内踝 Chevron 截骨,翻开内踝直达病灶区域,清理病灶区域剥脱的软骨后给予囊变区植入带骨膜的胫骨远端松质骨;复位内踝空心螺钉固定(图 7-3),缝合伤口前注入生长因子。

【随访】

术后 6 周随访拍摄 X 射线片显示病灶区域正常。术后 12 周开始下地负重行走,患者诉疼痛症状明显缓解,VAS 评分 3 分;术后 12 个月复查踝关节负重正侧位片(图 7-4)、CT(图 7-5),VAS 评分 1 分。

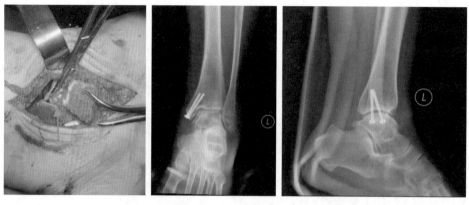

图 7-3　踝关节截骨固定术中及术后 X 射线片

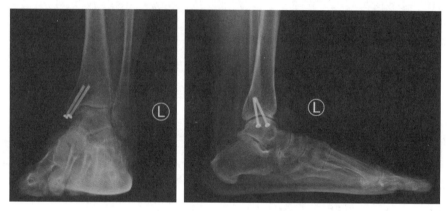

图 7-4　术后 12 个月踝关节正侧位 X 射线片

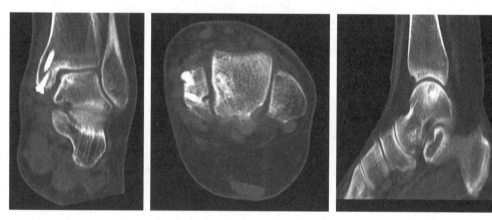

图 7-5　术后 12 个月 CT

案例二

【病史简介】

患者男,28 岁,2020 年打乒乓球时扭伤踝关节,致右踝关节肿痛、活动受限,患者休息 2 周后肿痛症状明显缓解,其间患者久行及剧烈运动时自感踝关节酸痛不适。患者在当地人民医院行针灸、手法治疗后不适症状缓解。2 个月后患者再次因打乒乓球时右踝关节疼痛不适来医院就诊,经诊查后建议住院治疗。

【诊断】

右侧距骨软骨损伤,右侧踝关节慢性不稳。

【病情分析】

患者运动时扭伤踝关节,受伤后患者未到医院检查韧带损伤情况,只是简单休息导致延误了韧带损伤的诊疗,最终导致踝关节外侧慢性不稳定情况出现。踝关节不稳定导致胫距关节出现撞击,最终形成距骨软骨损伤,严重的出现软骨下囊性变。

【诊治方案】

查体:右踝关节前内侧、外踝距腓前韧带处压痛明显,VAS 评分 7 分,外踝周围肿胀、踝关节前抽屉试验阳性、踝关节内翻应力位查体无明显疼痛;踝关节周围肌力、关节活动度正常。常规拍摄踝关节负重位 X 射线片(图 7-6)、CT(图 7-7)、MRI(图 7-8)。

治疗:由于囊变区域位于踝关节内侧,距骨体 4 区,极度背伸踝关节后可见囊变区域(图 7-9)小于 0.5 cm^2,清理病灶区域剥脱的软骨后给予囊变区植入胫骨远端松质骨;沿外踝前侧做弧形切口显露损伤的距腓前韧带,用锚钉修补损伤的距腓前韧带,解决踝关节不稳定状态;最后将生长因子注入病灶区域后关闭手术切口。

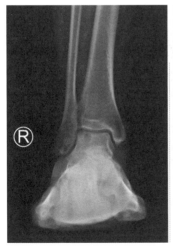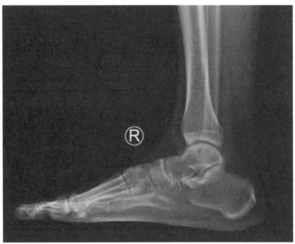

图 7-6　术前踝关节负重正侧位 X 射线片

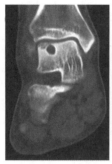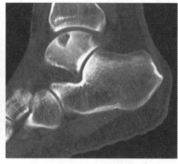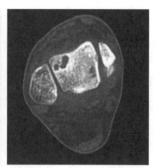

图 7-7　术前踝关节 CT

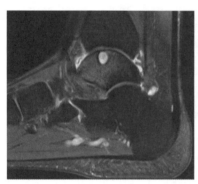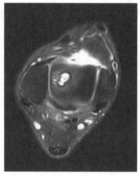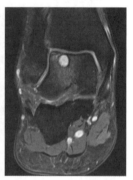

图 7-8　术前踝关节 MRI

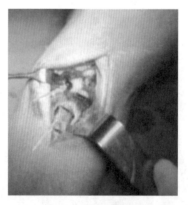

图 7-9　距骨囊变区

【随访】

　　术后 6 周随访拍摄 X 射线片(图 7-10)显示病灶区域正常。术后 12 周开始下地负重行走,患者诉疼痛症状缓解,VAS 评分 4 分;术后 12 个月复查踝关节负重正侧位 X 射线片(图 7-11)、CT(图 7-12)、MRI(图 7-13),VAS 评分 1 分。

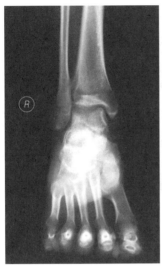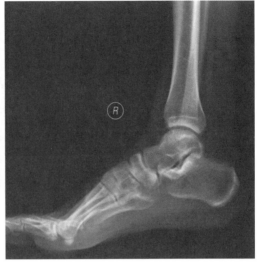

图 7-10　术后 6 周踝关节正侧位 X 射线片

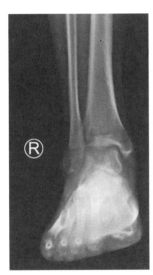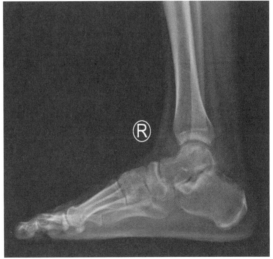

图 7-11　术后 12 个月踝关节正侧位 X 射线片

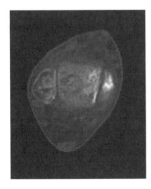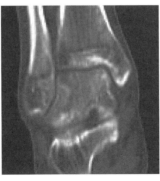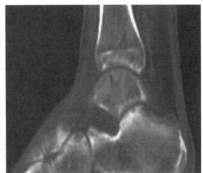

图 7-12　术后 12 个月踝关节 CT

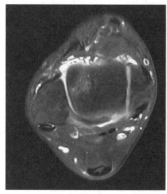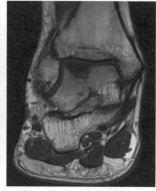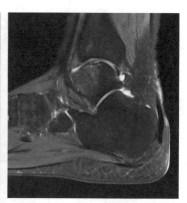

图 7-13　术后 12 个月踝关节 MRI

参考文献

［1］ENGEBRETSEN L,STEFFEN K,ALSOUSOU J,et al. IOC consensus paper on the use of platelet-rich plasma in sports medicine［J］. British journal of sports medicine,2010,44 (15):1072-1081.

［2］GIBBLE J W, NESS P M. Fibrin glue:the perfect operative sealant? ［J］. Transfusion, 1990,30(8):741-747.

［3］程杰,温树正,王继宏. 促进肌腱愈合及预防肌腱粘连的研究进展［J］. 内蒙古医科大学学报,2015(s1):25-23.

［4］WANG X,QIU Y,TRIFFITT J,et al. Proliferation and differentiation of human tenocytes in response to platelet rich plasma:an in vitro and in vivo study［J］. Journal of Orthopaedic Research,2012,30(6):982-990.

［5］DE ALMEIDA A M,DEMANGE M K,SOBRADO M F,et al. Patellar tendon healing with platelet-rich plasma:a prospective randomized controlled trial［J］. Am J Sports Med, 2012,40(6):1282-1288.

［6］HILBER F,LOIBL M,LANG S,et al. Leukocyte-reduced platelet-rich plasma increases proliferation of tenocytes treated with prednisolone:a cell cycle analysis［J］. Archives of Orthopaedic and Trauma Surgery,2017,137(10):1417-1422.

［7］PAULY S,KLATTE-SCHULZ F,STAHNKE K,et al. The effect of autologous platelet rich plasma on tenocytes of the human rotatoreuff［J］. BMC Musculoskelet Disord,2018,19 (1):422.

［8］BI Y,EHIRCHIOU D,KILTS T M,et al. Identification of tendon stem/progenitor cells and the role of the extracellular matrix in their niche［J］. Nature medicine,2007,13(10): 1219-1227.

［9］SCHNABEL L V,MOHAMMED H O,MILLER B J,et al. Platelet rich plasma（PRP）enhances anabolic gene expression patterns in flexor digitorum superficialis tendons［J］. J Orthop Res,2007,25（2）:230-240.

［10］DE MOS M,VAN DER WINDT A E,JAHR H,et al. Can platelet-rich plasma enhance tendon repair? A cell culture study［J］. Am J Sports Med,2008,36（6）:1171-1178.

［11］KAJIKAWA Y,MORIHARA T,SAKAMOTO H,et al. Platelet-rich plasma enhances the initial mobilization of circulation derived cells for tendon healing［J］. J Cell Physiol,2008,215（3）:837-845.

［12］CHEN L,DONG S W,TAO X,et al. Autologous platelet-rich clot releasate stimulates proliferation and inhibits differentiation of adult rat tendon stem cells towards nontenocyte lineages［J］. J Int Med Res,2012,40（4）:1399-1409.

［13］DAHLGREN L A,MOHAMMED H O,NIXON A J. Temporal expression of growth factors and matrix molecules in healing tendon lesions［J］. J Orthop Res,2005,23（1）:84-92.

［14］TSAI R Y,MCKAY R D. A nucleolar mechanism controlling cell proliferation in stem cells and cancer cells［J］. Genes Dev,2002,16（23）:2991-3003.

［15］FLEMING B C,SPINDLER K P,PALMER M P,et al. Collagen-platelet composites improve the biomechanical properties of healing anterior cruciate ligament grafts in a porcine model［J］. Am J Sports Med,2009,37（8）:1554-1563.

［16］SAHNI A,FRANCIS C W. Vascular endothelial growth factor binds to fibrinogen and fibrin and stimulates endothelial cell proliferation［J］. Blood,2000,96（12）:3772-3778.

［17］TSUBONE T,MORAN S L,AMADIO P C,et al. Expression of growth factors in canine flexor tendon after laceration in vivo［J］. Ann Plast Surg,2004,53（4）:393-397.

［18］VISSER L C,ARNOCZKY S P,CABALLERO O,et al. Growth factor-rich plasma increases tendon cell proliferation and matrix synthesis on a synthetic scaffold:an in vitro study［J］. Tissue Eng Part A,2010,16（3）:1021-1029.

［19］PYCZAK T. Use of animals in scientific procedures-annotations on the future administrative procedure base on the provisions of Directive 2010/63/EU［J］. Berl Munch Tierarztl Wochenschr,2011,124:376-381.

［20］SHARMA P,MAFFULLI N. Tendon injury and tendinopathy:healing and repair［J］. J Bone Joint Surg Am,2005,87（1）:187-202.

［21］RILEY G. The pathogenesis of tendinopathy. A molecular perspective［J］. Rheumatology（Oxford）,2004,43（2）:131-142.

［22］MARUI T,NIYIBIZI C,GEORGESCU H I,et al. Effect of growth factors on matrix synthesis by ligament fibroblasts［J］. J Orthop Res,2010,15（1）:18-23.

［23］ZHANG J,WANG J H C. Platelet-rich plasma releasate promotes differentiation of tendon stem cells into active tenocytes［J］. Am J Sports Med,2010,38（12）:2477-86.

［24］HILDEBRAND K A,WOO S L,SMITH D W,et al. The effects of platelet-derived growth factor-BB on healing of the rabbit medial collateral ligament［J］. Am J Sports Med,

1998,26(4):549-554.

[25]刘志贵,王晓旭,谭文甫. TGF-β 在膝部韧带愈合中的研究进展[J]. 现代医药卫生,2017,33(3):4.

[26]HASLAUER C M,PROFFEN B L,JOHNSON V M,et al. Gene expression of catabol-ic inflammatory cytokines peak before anabolic inflammatory cytokines after ACL injury in a preclinical model[J]. J Inflamm (Lond),2014,11(1):34.

[27]WANG Y,TANG Z,XUE R,et al. TGF-β1 promoted MMP-2 mediated wound healing of anterior cruciate ligament fibroblasts through NF-κB [J]. Connective Tissue Research,2011,52(3):218-225.

[28]ROSSI L A,CHAHLA J,VERMA N N,et al. Rotator cuff retears[J]. JBJS Rev,2020,8(1):e0039.

[29]CHEN X,JONES I A,PARK C,et al. The efficacy of platelet-rich plasma on tendon and ligament healing:a systematic review and meta-analysis with bias assessment[J]. Am J Sports Med,2018,46(8):2020-2032.

[30]李亘,杨仁豪,庄澄宇. 富血小板血浆治疗肩袖损伤的研究进展[J]. 中华骨科杂志,2022,42(4):253-264.

[31]Western Ontario Rotator Cuff Index (WORC)[J]. J Orthop Trauma,2006,20(Supplement):S141-S143.

[32]HURLEY E T,LIM FAT D,MORAN C J,et al. The efficacy of platelet-rich plasma and platelet-rich fibrin in arthroscopic rotator cuff repair:a meta-analysis of randomized con-trolled trials[J]. Am J Sports Med,2019,47(3):753-761.

[33]SHAMS A,EL-SAYED M,GAMAL O,et al. Subacromial injection of autologous platelet-rich plasma versus corticosteroid for the treatment of symptomatic partial rotator cuff tears[J]. European Journal of Orthopaedic Surgery & Traumatology,2016,26(8):1-6.

[34]CARR A J,MURPHY R,DAKIN S G,et al. Platelet-rich plasma injection with arthro-scopic acromioplasty for chronic rotator cuff tendinopathy:a randomized controlled trial[J]. Am J Sports Med,2015:2891-2897.

[35]VERHAEGEN F,BRYS P,DEBEER P. Rotator cuff healing after needling of a calcific deposit using platelet-rich plasma augmentation:a randomized,prospective clinical trial[J]. J Shoulder Elbow Surg,2016,25(2):169-173.

[36]GREGORY,BONNIE,P,et al. Controversies in Surgical Management of Recalcitrant En-thesopathy of the Extensor Carpi Radialis Brevis[J]. J Hand Surg Am,2016,41(8):856.

[37]CALANDRUCCIO J H,STEINER M M. Autologous blood and platelet-rich plasma injec-tions for treatment of lateral epicondylitis[J]. Orthop Clin North Am,2017;48(3):351.

[38]NEWCOMER K L,LASKOWSKI E R,IDANK D M,et al. Corticosteroid injection in early treatment of lateral epicondylitis[J]. Clin J Sport Med,2001,11(4):214-222.

[39]XU B,GOLDMAN H. Steroid injection in lateral epicondylar pain[J]. Aust Fam Physi-

cian,2008,37(11):925-926.

[40] MISHRA A K, SKREPNIK N V, EDWARDS S G, et al. Efficacy of platelet-rich plasma for chronic tennis elbow: a double-blind, prospective, multicenter, randomized controlled trial of 230 patients[J]. Am J Sports Med,2014,42(2):463.

[41] MI B, LIU G, ZHOU W, et al. Platelet rich plasma versus steroid on lateral epicondylitis: meta-analysis of randomized clinical trials[J]. Phys Sports Med,2017:97-104.

[42] SCLAFANI A P, ROMO T, UKRAINSKY G, et al. Modulation of wound response and soft tissue ingrowth in synthetic and allogeneic implants with platelet concentrate[J]. Arch Facial Plast Surg,2005,7(3):163-169.

[43] MARX R E, CARLSON E R, EICHSTAEDT R M, et al. Platelet-rich plasma: growth factor enhancement for bone grafts[J]. Oral Surg Oral Med Oral Pathol Oral Radiol Endod,1998,85(6):638-646.

[44] KROGH T P, FREDBERG U, STENGAARD-PEDERSEN K, et al. Treatment of lateral epicondylitis with platelet-rich plasma, glucocorticoid, or saline: a randomized, double-blind, placebo-controlled trial[J]. Am J Sports Med,2013,41(3):625-635.

[45] 巩栋,刘军,董晨辉,等. 富血小板血浆与糖皮质激素治疗肱骨外上髁炎有效性的Meta分析[J]. 中国组织工程研究,2018,22(35):5735-5740.

[46] BEN-NAFA W, MUNRO W. The effect of corticosteroid versus platelet-rich plasma injection therapies for the management of lateral epicondylitis: a systematic review[J]. Sicot J,2018,4:11.

[47] 金岩泉,郑杰,欧阳代明,等. 经皮微创小切口联合富血小板血浆治疗急性闭合性跟腱断裂疗效评价[J]. 浙江中西医结合杂志,2021,31(10):953-955.

[48] 王位,付宇翀,周梅. 人脐带间充质干细胞联合富含血小板血浆修复跟腱损伤的实验研究[D]. 重庆:第三军医大学,2016.

[49] MIDDLETON K K, BARRO V, MULLER B, et al. Evaluation of the effects of platelet-rich plasma (PRP) therapy involved in the healing of sports-related soft tissue injuries[J]. Iowa Orthop J,2012,32:150-163.

[50] TOL H, HAMILTON B, CHALABI H. A new innovative therapy for sports related soft tissue injuries: platelet-rich plasma (PRP)[J]. Qatar Foundation Annual Research Forum Proceedings,2011,8(47):154-155.

[51] SPINDLER K P, MURRAY M M, CAREY J L, et al. The use of platelets to affect functional healing of an anterior cruciate ligament (ACL) autograft in a caprine ACL reconstruction model[J]. J Orthop Res,2009,27(5):631-638.

[52] BOESEN A P, HANSEN R, BOESEN M I, et al. Effect of highvolume injection, platelet-rich plasma, and sham treatment in chronic midportion Achilles tendinopathy: a randomized doubleblinded prospective study[J]. Am J Sports Med,2017,45(9):2034-2043.

[53] KUKREJA T, AGARWAL T, SINGH A, et al. Comparative study for the treatment of plantar fasciitis by corticosteroids versus platelet rich plasma[J]. Medical Journal of Dr.

D. Y. Patil University,2017,10(3):252-256.

[54]ABDELHAFEZ A A,RAGAB A,YOUNES H E A,et al. Effects of intra-lesional injection of platelet rich plasma (PRP) on healing of diabetic foot ulcers[J]. Int Inv J Med Med Sci,2016,3(8):136-142.

[55]SAY F,TÜRKELI E,BÜLBÜL M. Is platelet-rich plasma injection an effective choice in cases of non-union? [J]. Acta Chir Orthop Traumatol Cech,2014,81(5):340-345.

[56]KANE J M,COSTANZO J A,RAIKIN S M. The efficacy of plateletrich plasma for incision healing after total ankle replacement using the agility total ankle replacement system[J]. Foot Ankle Int,2016,37(4):373-377.

[57]VANNINI F,DI MATTEO B,FILARDO G,et al. Platelet-rich plasma for foot and ankle pathologies:a systematic review[J]. Foot Ankle Surg,2014,20(1):2-9.

[58]DE VOS R J,WEIR A,VAN SCHIE H T M,et al. Platelet-rich plasma injection for chronic Achilles tendinopathy:a randomized controlled trial[J]. Jama,2010,303(2):144-149.

[59]LIDDLE A D,RODRIGUEZ-MERCHAN E C. Platelet-rich plasma in the treatment of patellar tendinopathy:a systematic review[J]. Am J Sports Med,2015,(10):2583-2590.

[60]GOSENS T,OUDSTEN B L D,ERIK FIEVEZ. Pain and activity levels before and after platelet-rich plasma injection treatment of patellar tendinopathy:a prospective cohort study and the influence of previous treatments[J]. International Orthopaedics,2012,36(9):1941-1946.

[61]祝俊山,冯秀珍,庄汝杰. 富血小板血浆治疗足踝外科相关疾病的研究进展[J]. 中国全科医学,2018,21(23):2886-2890.

[62]HAYS P L,KAWAMURA S,DENG X H,et al. The role of macrophages in early healing of a tendon graft in a bone tunnel[J]. J Bone Joint Surg Am Volume,2008,90(3):565-79.

[63]KUANG G M,YAU W P,LU W W,et al. Local application of strontium in a calcium phosphate cement system accelerates healing of soft tissue tendon grafts in anterior cruciate ligament reconstruction:experiment using a rabbit model[J]. Am J Sports Med,2014,42(12):2996-3002.

[64]SHARMA P,MAFFULLI N. Tendon injury and tendinopathy:healing and repair[J]. J Bone Joint Surg Am,2005,87(1):187-202.

[65]THOMOPOULOS S,PARKS W C,RIFKIN D B,et al. Mechanisms of tendon injury and repair[J]. J Orthop Res,2015,33(6):832-839.

[66]THOMOPOULOS S,WILLIAMS G R,SOSLOWSKY L J. Tendon to bone healing:differences in biomechanical,structural,and compositional properties due to a range of activity levels[J]. Journal of Biomechanical Engineering,2003,125(1):106-113.

[67]CERVELLIN M,DE GIROLAMO L,BAIT C,et al. Autologous platelet-rich plasma gel to reduce donor-site morbidity after patellar tendon graft harvesting for anterior cruciate liga-

ment reconstruction:a randomized,controlled clinical study[J]. Knee Surg Sports Traumatol Arthrosc,2012,20(1):114-120.

[68] FLEMING B C,SPINDLER K P,PALMER M P,et al. Collagen-platelet composites improve the biomechanical properties of healing anterior cruciate ligament grafts in a porcine model[J]. Am J Sports Med,2009,37(8):1554-1563.

[69] RUPREHT M,VOGRIN M,HUSSEIN M. MRI evaluation of tibial tunnel wall cortical bone formation after platelet-rich plasma applied during anterior cruciate ligament reconstruction[J]. Radiology & Oncology,2013,47(2):119-124.

[70] VOGRIN M,RUPREHT M,CRNJAC A,et al. The effect of platelet-derived growth factors on knee stability after anterior cruciate ligament reconstruction:a prospective randomized clinical study[J]. Wiener Klinische Wochenschrift,2010,122 Suppl 2:91-95.

[71] SHELBOURNE K D,GRAY T. Anterior cruciate ligament reconstruction with autogenous patellar tendon graft followed by accelerated rehabilitation. A two-to nine-year followup[J]. Am J Sports Med,1997,25(6):786-795.

[72] FUJIMOTO E,SUMEN Y,URABE Y,et al. An early return to vigorous activity may destabilize anterior cruciate ligaments reconstructed with hamstring grafts[J]. Arch Phys Med Rehabil,2004,85(2):298-302.

[73] MIRZATOLOOEI F,ALAMDARI M T,KHALKHALI H R. The impact of platelet-rich plasma on the prevention of tunnel widening in anterior cruciate ligament reconstruction using quadrupled autologous hamstring tendon:a randomised clinical trial[J]. Bone & Joint Journal,2013,95-B(1):65-69.

[74] VADALÀ A,LORIOR,DE CARLI A,et al. Platelet-rich plasma:does it help reduce tunnel widening after ACL reconstruction? [J]. Knee Surg Sports Traumatol Arthrosc, 2013,21(4):824-829.

[75] LUI P P Y,WONG O T,LEE Y W. Application of tendon-derived stem cell sheet for the promotion of graft healing in anterior cruciate ligament reconstruction[J]. Am J Sports Med,2014,42(3):681-689.

[76] SOON M Y H,HASSAN A,HUI J H P,et al. An analysis of soft tissue allograft anterior cruciate ligament reconstruction in a rabbit model:a short-term study of the use of mesenchymal stem cells to enhance tendon osteointegration[J]. Am J Sports Med, 2007,35(6):962-971.

[77] 陈加荣,沈洪园,李凭跃. VEGF 复合透明质酸钠对异体 BPTB 重建兔前交叉韧带再血管化的影响[J]. 中国骨科临床与基础研究杂志,2020,12(3):149-155.

[78] 逯代锋,杨传东,董锋,等. 酸性成纤维细胞生长因子复合胶原蛋白对兔前交叉韧带重建后腱-骨愈合的影响[J]. 临床骨科杂志,2017,20(6):752-756.

第八章

原位组织再生技术促进创面愈合的研究与临床应用

我国因高能量导致创伤的患者数量逐年上升,其中以四肢伤尤为严重,以及我国老年人口增多且该人群易并发糖尿病、压疮等疾病,导致目前临床上创面延迟愈合和不愈合患者的数量增加。据相关统计报道,我国每年各种复杂难愈合创面的治疗需求在3 000万人次以上,而每年的创面治疗需求在1亿人次左右,慢性难愈性创面几乎占比30%。2008年的统计数据显示,慢性创面患者的平均住院时间为21 d,一个患者需要2~3人照顾护理,平均治疗费用是同期我国居民平均医疗费用的近3倍。因此,2019年12月,国家卫生健康委员会办公厅发布了《关于加强体表慢性难愈合创面(溃疡)诊疗管理工作的通知》(国卫办医函〔2019〕865号),体现了国家的高度重视。因此,如何促进难愈合创面的修复成了目前研究的热点。

创面是正常皮肤和(或)皮下组织在外界致伤因子,如外力、热、电流、化学物质、低温、外科手术,以及机体内在因素如局部血液供应障碍等作用下所导致的损伤,常伴有皮肤和(或)软组织的缺损,使皮肤和(或)软组织的正常功能受损,也称为伤口。

创面分为急性和慢性创面,一般认为急性创面是指自创面形成2周内的所有创面。慢性创面是指愈合时间超过2周的创面。世界创面愈合学会联盟(World Union of Wound Healing Societies,WUWHS)将慢性创面定义为一个无法通过正常有序而及时的修复过程达到解剖和功能上完整状态的伤口。临床多指各种原因形成的创面接受超过1个月治疗未能愈合,且无愈合倾向者。其中对"1个月"的限定并非完全绝对,它有赖于创面大小、病因、个体一般健康状况等多种因素,因此不能以简单的时间限定加以划分。

慢性难愈性创面又称慢性难治性创面、慢性创面和慢性伤口,俗称溃疡,严格来说,目前对慢性难愈性创面这一概念的定义尚无明确统一的标准[1]。国际创伤愈合学会对慢性难愈性创面的定义为由于各种内外界因素引起的经过常规治疗干预,不能正常、及时、有序的修复或通过3个月的修复,仍不能按生物学规律达到功能及解剖完整的创面[2-3]。

皮肤维持内部稳态,并在我们的身体和外部环境之间提供屏障[4]。急性皮肤创面会破坏屏障,使身体面临病原体感染和体液流失的风险。因此,受伤后尽快恢复皮肤完整性是身体恢复环境平衡,抵抗感染,防止水和电解质紊乱发生的最有效方法。创面愈合的速度至关重要,会影响患者的预后[5]。

有几个因素可以影响愈合的速度,例如由活化的局部细胞分泌的生长因子。许多研究已经详细阐述了生长因子在促进血管生成、上皮再形成、肉芽组织形成和炎症反应调节中的关键作用[6]。迄今为止,被报道的促进创面愈合的生长因子主要包括血管内皮生长因子(VEGF)、成纤维细胞生长因子(FGF)、血小板衍生生长因子(PDGF)、转化生长因子-β1(TGF-β1)、表皮生长因子(EGF)、粒细胞-巨噬细胞集落刺激因子(GM-CSF)、肝细胞生长因子(HGF)等[7-9]。

生长因子系列药物的研发离不开以创伤和药学领域 2 位中国科学家为代表的本土科研团队所做出的杰出贡献。1991 年,付小兵院士出版了国际上第 1 部论述生长因子与创伤修复问题的学术专著《生长因子与创伤修复》;1996 年,李校堃院士团队经过艰苦的自主创新,将生长因子首次开发为烧创伤患者可用的新药,获得世界上第 1 个 FGF 新药证书;1998 年,付小兵院士团队在 *Lancet* 杂志最早报道了 600 例多中心不同程度烧伤创面患者应用碱性 FGF(bFGF)的临床试验结果,表明 bFGF 可显著加速烧伤创面肉芽组织形成和再上皮化,促进创面愈合。2002、2006 年,李校堃院士团队又先后开发了重组人bFGF 和重组人酸性 FGF(aFGF)系列新药。这些原创性的工作被国际创伤领域的专家评述为“了解中国创面治疗的窗口”“向东方看”,FGF 系列新药为创伤修复和组织再生提供了安全有效的主动修复和功能修复治疗新手段,创建了以生长因子为代表的创烧伤治疗特色体系,“中国方案”获得了国际同行的高度认可[10],是我国科技自主创新的典型案例[11]。

从中国科学家研发生长因子新药至今已有 20 余年,尽管生长因子系列新药已被广泛应用于创面修复领域,国内外的科学家在基础和临床研究上对生长因子不断有新的认识,特别是李校堃院士团队几十年如一日地深耕 FGF 研究,提出了“生长因子代谢轴”的概念,正在逐步拓宽 FGF 的临床适应证,挖掘生长因子新的潜在应用价值如治疗糖尿病、脂肪肝等[12]。前沿交叉学科的进展也使得一些研究团队从免疫、神经、脂肪等多个新的角度来重新思考生长因子对创面修复的调控及其对创面愈合的影响,提出生长因子调控创面修复的思考。从文献分析结果来看,富血小板血浆用于慢性创面的治疗尚处于基础实验或临床试验阶段,虽然这些研究已对其制备方法和临床治疗潜力进行了探索,但从循证医学角度分析,现有证据尚缺乏说服力。

第一节　基础研究

原位组织再生技术主要是通过给创面提供生长因子,改善创面微环境以促进创面愈合,基础研究也多围绕生长因子展开。由于不同的生长因子参与创面愈合过程的各个阶段,使用单一生长因子可能不足以实现最佳的创面愈合。一个复杂的生长因子递送系统能够实现受控的时空递送,模拟真实生理情况下生长因子组合释放曲线的协同创面愈合活性,可能是未来研究的一个有希望的方向。

研究表明,创面愈合过程中 EGF、EGFR 蛋白表达较为一致,与组织学变化吻合。从表达部位来看,两种蛋白均以创缘上皮、创面浅层的皮肤附属器官上皮、血管内皮、成纤维细胞和早期的炎症细胞表达明显。EGF、EGFR 在这些创面修复细胞增殖的活跃部位内高表达，表明了内源性 EGF、EGFR 蛋白在创面愈合中的规律变化，提示两者共同参与了创面愈合的调控。以上临床患者供皮区创面愈合中 EGF、EGFR 的变化与笔者报道的大鼠供皮区创面愈合过程中内源性 EGF、EGFR 的表达基本一致，都显示了 EGF、EGFR 的内源高表达与组织明显增殖在时间上的同期性[13,14]。说明了内源性 EGF、EGFR 促进组织修复的作用，也提示了伤后早期应用生长因子，尽早增加 EGF 在修复组织中的含量和作用可能有助于加快创面愈合。

EGF、EGFR 免疫组织化学变化如下。①EGF 表达变化：正常皮肤内无明显的阳性信号。伤后 4 d 创面浅层、创缘与真皮连接处有较多的阳性细胞。阳性细胞多为单个散在分布，少数为多个细胞聚集。从来源看阳性细胞多数为炎症细胞，如巨噬细胞或淋巴细胞，少数为成纤维细胞。表达强度为弱阳性到阳性之间。伤后 10 d 表达较前明显增强，达到强阳性表达。除上述表达部位外，真皮部分可见许多聚集的阳性细胞，真皮组织内成纤维细胞、皮肤附属器上皮和血管内皮细胞均有一定的表达。伤后 16 d 表达明显减弱，为弱阳性表达，主要分布于真皮部分成纤维细胞内，上皮或内皮细胞基本无表达。②EGFR 表达变化：正常皮肤细胞内 EGFR 为弱阳性表达，主经分布于基底细胞。EGFR 表达情况类似于 EGF。伤后 4 d EGFR 表达强度可达阳性，表达部位基本同伤后 4 d EGF 表达部位，但创缘上皮基底细胞和内皮细胞表达更明显，部分真皮组织内成纤维细胞和炎症细胞也为阳性表达。伤后 10 d EGFR 表达较伤后 4 d 表达增强，达强阳性，表达部位仍以创缘上皮细胞、真皮内皮细胞和成纤维细胞为主。伤后 16 d 表达减弱，主要在新生上皮基底细胞和真皮浅中层的成纤维细胞内，强度稍强于正常皮肤，在弱阳性到阳性之间。

VEGF 通过激活蛋白激酶 B（AKT）促进新生血管内皮细胞的增殖分化[15]，VEGF/AKT 信号通路与血管内皮生成和血管内皮细胞增殖分化密切相关。刘琳等[16]通过实验证明当归多糖对氧化型低密度脂蛋白诱导的血管内皮细胞损伤有显著的保护作用，并分析其作用机制与 VEGF/AKT 信号通路有关。血管生成过程受多种因子调控，近年血管生成素/受体系统被发现是有效的创面血管生成因子，其能够控制新生血管萌芽、血管重塑及调节内皮细胞状态。

血小板衍生生长因子-BB（platelet-derived growth factor BB，PDGF-BB）是一种由多种细胞分泌的、能促进细胞分裂的蛋白质，有学者报道其能促进血管生成。

对于生长因子在创面修复中的作用机制，在李校堃院士的带领下，其团队进一步探索了 aFGF 和 bFGF 在治疗糖尿病溃疡中的作用机制。研究表明，bFGF 通过调控高糖环境下蛋白质 S-亚硝基化稳态化，缓解糖尿病诱导的血管内皮细胞功能障碍，促进血管新生[17-18]。有学者报道从 S-亚硝基化途径解释了 bFGF 对糖尿病患者血管功能的保护作用，为将 bFGF 临床应用于治疗慢性难愈性创面患者提供了全新的理论支持。一些学者报道 aFGF 通过己糖激酶 2 抑制线粒体超氧化物生成，来促进糖尿病创面愈合[18]。针对 FGF 家族的其他成员，研究者观察到 FGF21 通过沉默信息调节因子 1（SIRT1）介导的自噬信号通路促进 KC 的迁移和分化，进而促进皮肤创面愈合，在特异性敲除 *SIRT1* 基因的小鼠 KC 中以及 Atg7 基因敲除小鼠中，FGF21 的促创面愈合作用均显著下降[19]。李校堃团队还观察到 FGF21 能够通过上调大鼠随意型皮瓣模型中的细胞自噬,激活 AMP 活化蛋白激酶/叉头翼状螺旋转录因子 O3a/鞘氨醇激酶 2/共激活因子相关的精氨酸甲基转移酶 1 和 AMP 活化蛋白激酶/哺乳动物西罗莫司靶蛋白信号通路,抑制大鼠随意型皮瓣模型中的血管内皮细胞凋亡、减少氧化应激,从而促进血管新生,提高皮瓣存活率[20]。研究显示在机械应力诱导的小鼠创面愈合模型中,FGF10 对创面愈合后瘢痕形成起重要的调控作用,通过转录组学分析观察到,FGF10 在促进创面愈合的同时,可抑制信号转导衔接因子蛋白 2 表达和信号转导及转录激活因子 3 的激活,降低 I 型胶原蛋白和 III 型胶原蛋白水平,减少机械应力诱导的瘢痕形成[21]。

生长因子在免疫系统调控创面修复过程中充当了不可或缺的角色。有研究表明,TGF-β 是创面愈合过程中瘙痒发生的重要调控因素。另一项研究表明,粒细胞-巨噬细胞集落刺激因子(GM-CSF)也通过免疫系统介导创面愈合进程。因此生长因子的释放是自然杀伤细胞发挥抗菌防御作用和促进创面修复的重要环节[22]。

对于生长因子与神经系统的相互作用对创面愈合的影响机制,已有临床研究表明,脊髓损伤、周围神经损伤、糖尿病神经病变等都会导致皮肤神经末梢损害,导致创面难愈合[23-24]。神经介质主要是生长因子如脑源性神经营养因子、神经生长因子(NGF)、NT3 神经元及其他皮肤细胞分泌的多种神经肽,包括降钙素基因相关肽、P 物质、血管活性肠肽等,这些神经肽对多种皮肤细胞有调控增殖、迁移的作用,还参与创伤后免疫、内分泌调控。因此在创面修复过程中,皮肤神经对创面愈合起重要的调控作用。

生长因子在脂肪调控创面愈合中也有重要作用。近期的多项研究表明,脂肪组织在创面修复过程中起重要作用,特别是脂肪细胞脂解在调节炎症和皮肤损伤后修复中起重要作用。在小鼠中进行的遗传研究表明,皮肤脂肪细胞对于损伤后引发炎症并促进后续修复是必不可少的。脂肪与创面修复是近期创面研究的热点,已有很多临床报道将脂肪组织用于创面治疗,生长因子和脂肪如何相互作用并影响创面愈合进程,是值得挖掘的重要研究方向。

对生长因子的改造将扩展其在创面愈合中的应用。有研究团队报道了一种基于蛋白质工程技术对生长因子进行改造,引入层粘连蛋白亚基 α1 的方法,从而增强生长因子与细胞表面受体的结合,可触发一种可控、持久的生长因子信号传递通路,显著促进皮肤创面修复。通过控制生长因子与多配体蛋白聚糖的结合来控制生长因子信号可能是促进难愈合创面修复的有效策略[25]。

皮肤是保护机体免受恶劣环境影响的主要屏障,创面的快速愈合和受损皮肤的迅速再生对于恢复屏障功能至关重要。生长因子是重要的生物活性分子,可显著影响创面环境,导致细胞迁移、增殖和分化迅速增加,同时调节创面愈合过程中固有的细胞反应[26]。目前的研究数据显示,生长因子治疗不会导致"过度生长",而是安全地将创面愈合时间缩短了 5.63 d,同时降低了肥厚性瘢痕的程度[27]。目前,使用富血小板血浆(PRP)促进难愈性创面愈合已经为更有效的治疗方式。生长因子作为临床创面治疗中的常用药物,在创面修复领域依然是一个热点研究方向。对 PRP 时空工作机制的更深入研究可能为未来开发用于促进急性创面愈合的重组生长因子组合产品提供更有力的证据。

第二节　临床研究

2017 年中华医学会烧伤外科学分会和《中华烧伤杂志》编辑委员会多位专家联合起草和发布了《皮肤外用生长因子的临床指南》，全面总结和梳理了多种外用生长因子促进不同类型创面愈合的推荐意见分级的评估、制订及评价证据等级并做了专家推荐，对生长因子的剂型、浓度、常用剂量、频次，以及不良反应和注意事项都做了详细说明[28]。生长因子和瘢痕形成具有密切联系，尽管已有不少动物实验证实生长因子可减少创面愈合过程中的瘢痕形成，但临床报道非常少，仅有的中国和日本的一些临床案例显示 bFGF 可在缩短创面愈合时间的同时减少病理性瘢痕产生。

已有不少的国内临床研究报道了生长因子可以用于气管插管所致的损伤、放射性皮炎、口腔扁平苔藓、咽瘘甚至白癜风的临床治疗，但高质量的临床研究仍然不足，因此有必要进一步开展生长因子的临床研究。特别是生长因子和其他创面治疗手段如何协作也需要更多的临床探索。

PDGF 是创面愈合中被广泛研究的生长因子之一，在创面愈合的各个阶段都可刺激成纤维细胞、中性粒细胞、单核细胞向损伤部位的迁移。重组人 PDGF-BB（Becaplermin）是目前被美国食品药品监督管理局（Food and Drug Administration，FDA）批准的唯一用于治疗慢性创面的生长因子，并且已成功用于糖尿病足溃疡治疗当中[29]。

在一项临床研究中，Matsumoto 等[30]采用碱性成纤维细胞生长因子浸渍明胶片对急性或慢性溃疡患者进行外敷治疗，结果发现 8 例患者中有 6 例不同类型慢性溃疡患者的皮肤创面可实现完全上皮化，并证实了碱性成纤维细胞生长因子具有促进成纤维细胞增殖、胶原成熟和诱导新生血管生成的作用。

慢性难愈性创面疾病的诊疗需要树立正确的思路及原则。董炜等学者通过相关国内、国际共识及基于临床经验总结，提出了《中国慢性难愈性创面诊疗思路及原则》。对于慢性难愈性创面的诊疗，在充分了解患者病史的情况下，应按如下思路及原则顺序考虑。①注意创面经清洗后的清洁度。②合理清创，避免"过度"或"不彻底"。③合理进行致病原因的检查、诊断和鉴别诊断。④给予病因学治疗。⑤发现合并症并预防不良转归。⑥合理、及时选择正确的创面治疗方法，考虑保守促愈时，注意体现病因学治疗理念，按安全性、时相性、选择性、有效性原则处理创面，在完成创面床准备后及时做出继续保守治疗或手术治疗的合理选择；考虑手术治疗时，注意选择合理手术方法、供区部位，注意观察手术创面愈合率和供区的转归，给予术后创面合理的保护。⑦给予创面愈合后的康复治疗及相关健康教育。付小兵院士对创面愈合过程及处理原则有科学阐述：清创是创面愈合的基础，彻底清创是防止创面感染的重要措施，及时闭合创面又是防止组织进一步发生坏死的重要手段。当完成对创面的预判工作后，适当的创基处理、合适的敷料覆盖以及闭合方法在加速愈合中有重要作用。由此可见，恰当的清创是完成创面修复的第 1 步，也是至关重要的一步。

对于创面的治疗，创面准备是第一步，使用生长因子等方法覆盖创面需个体化精准选择。使用 PRP 促进慢性难愈性创面愈合已经成为更有效的治疗方式。生长因子作为临床创面治疗中的常用药物,在创面修复领域依然是一个热点研究方向。

第三节　典型案例分析

案例一

【病史简介】

患者男,38 岁。主诉:砸伤致左足开放伤,术后伤口溃破渗出 2 年余。专科情况:左足背侧横行手术瘢痕,左足底内侧长段手术瘢痕,自足跟部延伸至足趾,瘢痕质韧色淡,瘢痕远端约第一跖骨处有一大小约 0.5 cm×1.0 cm 窦道,局部少量淡黄色脓性渗出。窦道口周围皮肤红肿,皮温升高。左膝关节活动功能可,左踝关节活动稍受限。足底及足背部感觉功能异常,痛觉减退,末梢血循环欠佳,余未见明显异常。细菌培养结果:金黄色葡萄球菌。术前外观见图 8-1,术前 X 射线检查见图 8-2。

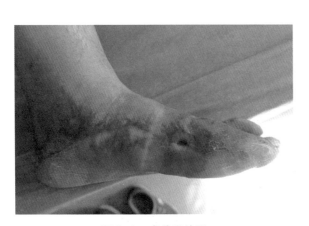

图 8-1　术前足外观

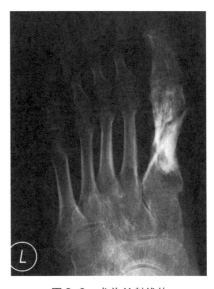

图 8-2　术前 X 射线片

【诊断】

左足第一跖骨骨髓炎;皮肤感染性窦道。

【治疗方案】

入院后完善相关检查,择期手术行左足第一跖骨病灶清除、骨水泥取出、抗生素骨粉移植术,术后窦道区域愈合欠佳,应用原位组织再生技术修复创面。

患者为跖骨骨髓炎术后创面,创面区域范围较小(约 0.5 cm×1.0 cm),创面底部骨质外露,软组织床差,血液循环欠佳;创面周围皮肤瘢痕挛缩,质地坚韧,延展性差,无法直接缝合。故应用原位组织再生技术修复创面。

应用原位组织再生技术修复过程中,结合患者具体情况,个体化治疗。应用自体组织提取液混合明胶海绵填塞创面底部,改善软组织床血运。同时应用创面周围局部注射,促进创面愈合(图8-3)。

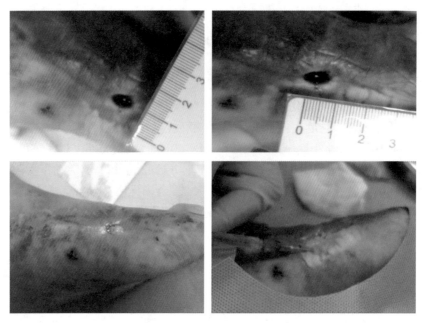

图8-3 跖骨创面治疗

【结果】

骨髓炎治愈,骨质愈合良好,创面完全愈合,患者可自主负重行走,经5年随访无复发(图8-4)。

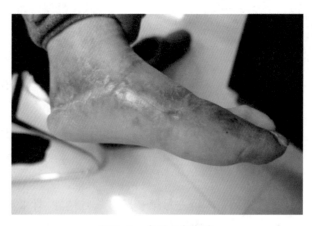

图8-4 术后5年复查

案例二

【病史简介】

患者男,45 岁。主诉:截瘫 10 年余,左侧臀部溃破渗出 2 年半。专科情况:臀部多处压疮愈合瘢痕,左侧坐骨结节处有一大小约 2.5 cm×2.5 cm 窦道,深达骨质,窦道口周围皮缘发白,周围皮肤色素沉着,窦道口远端有一大小约 3 cm×3 cm 创面,创面内肉芽组织外露,局部少量淡黄色脓性渗出(图 8-5)。细菌培养结果:金黄色葡萄球菌。

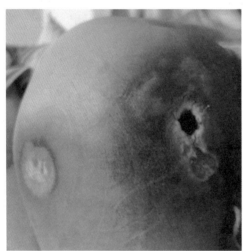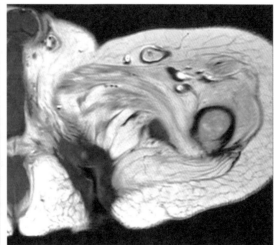

图 8-5　臀部压疮外观及 MRI 表现

【诊断】

压疮病(左侧坐骨结节);皮肤感染性窦道(左臀部);截瘫。

【治疗方案】

入院后完善相关检查,择期手术行压疮病灶清除,负压封闭引流(vacuum sealing drainage, VSD),术后窦道区域愈合欠佳,应用原位组织再生技术修复创面(图 8-6)。

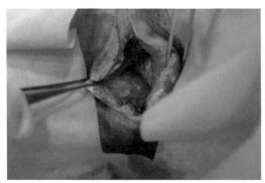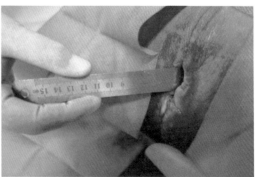

图 8-6　臀部压疮病灶清除

患者为压疮术后创面,创面区域范围较大(约长 5 cm、宽 1 cm、深 5 cm),创面深部形成空腔,表皮缝合后深层组织难以愈合(图 8-7)。故应用原位组织再生技术修复创面。

应用原位组织再生技术修复过程中,结合患者具体情况,个体化治疗。应用自体组织提取液混合明胶海绵填塞创面,改善软组织床血运,促进深层组织生长。待深层组织逐渐愈合后,缝合伤口,闭合创面。

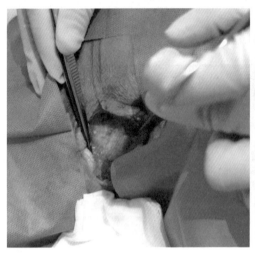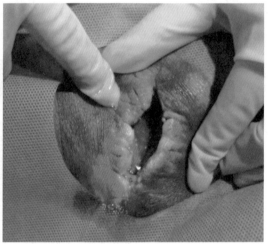

图 8-7　压疮术后创面

【结果】

住院期间压疮创面愈合,因患者截瘫,下肢感觉运动功能障碍,后期骶尾部再次出现压疮,继续治疗效果良好(图 8-8)。

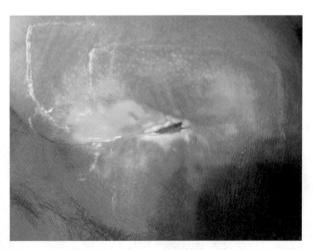

图 8-8　压疮愈合

案例三

【病史简介】

患者女,31 岁。主诉:左小腿骨折术后骨不愈合半年,伤口溃破渗出 2 月余。专科情况:左小腿组合外固定架固定,针眼处无红肿渗出,左小腿前侧中下段可见一弧形伤口瘢痕,局部质硬,色素沉着,瘢痕内侧附近有一大小约 2 cm×2 cm 脓肿,触之有波动感,局部少量红褐色脓性渗出。周围皮肤稍红肿,皮温升高,压痛阳性,纵轴叩击痛阴性。双侧膝关节活动稍受限,踝关节活动功能可。末梢血液循环良好,感觉运动功能未见明显异常。细菌培养结果:金黄色葡萄球菌。

【诊断】

胫骨骨髓炎(左侧);皮肤感染性窦道(左小腿);胫骨中段陈旧性骨折不愈合(左侧);多发骨折术后(图 8-9,图 8-10)。

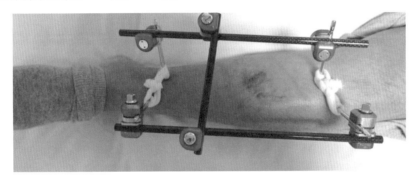

图 8-9　外固定架固定

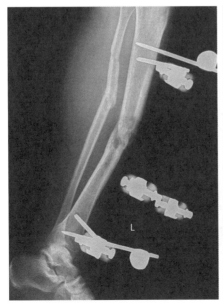
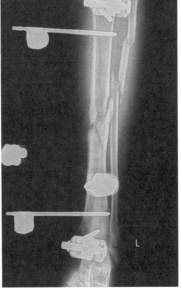

图 8-10　胫腓骨正侧位 X 射线片

【治疗方案】

入院后完善相关检查,择期手术行左胫骨病灶清除、抗生素骨粉移植、外固定架调整术,手术控制感染,恢复下肢力线。术后感染控制良好,窦道区域愈合良好,术后骨质愈合欠佳,应用原位组织再生技术联合自体髂骨植骨促进骨质愈合(图8-11)。

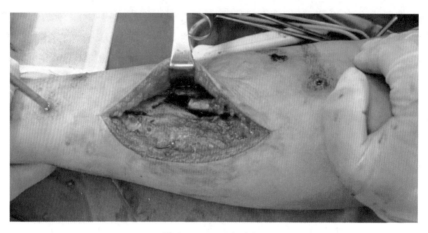

图8-11　手术清创

患者为胫骨骨髓炎术后,骨质不愈合,骨质变性硬化,血液循环欠佳,应用原位组织再生技术修复过程中,结合患者具体情况个体化治疗。手术清创控制感染,应用自体组织提取液混合自体髂骨植骨,改善骨质血液循环,创造骨质愈合条件,促进骨质愈合。

【结果】

患者骨髓炎感染控制良好,术后半年骨质愈合良好(图8-12),拆除外固定装置,正常下地活动。术后5年随访,患肢功能良好,无复发。

	术前	术后	术后1个月	术后3个月	术后半年
正位					

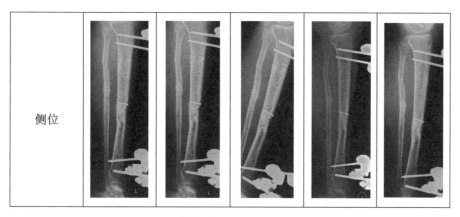

图8-12 术前、术后正侧位X射线片对比

参考文献

[1] HURD T, KIRSNER R S, SANCHO-INSENSER J J, et al. International consensus panel recommendations for the optimization of traditional and single-use negative pressure wound therapy in the treatment of acute and chronic wounds[J]. Wounds, 2021, 33 (Suppl 2): S1-S11.

[2] LIAO X, LIANG J X, LI S H, et al. Allogeneic platelet-rich plasma therapy as an effective and safe adjuvant method for chronic wounds[J]. J Surg Res, 2020, 246: 284-291.

[3] 蒋琪霞, 周济宏, 董珊, 等. 院外环境中便携式负压伤口治疗用于创伤伤口的效果评价[J]. 医学研究生学报, 2020, 33(12): 1300-1305.

[4] CANEDO-DORANTES L, CANEDO-AYALA M. Skin acute wound healing: a comprehensive review[J]. Int J Inflam, 2019, 2019: 3706315.

[5] RODRIGUES M, KOSARIC N, BONHAM C A, et al. Wound healing: a cellular perspective[J]. Physiol Rev, 2019, 99(1): 665-706.

[6] NOUR S, IMANI R, CHAUDHRY G R, et al. Skin wound healing assisted by angiogenic targeted tissue engineering: a comprehensive review of bioengineered approaches[J]. J Biomed Mater Res A, 2021, 109(4): 453-478.

[7] LI S, LIU Y, HUANG Z, et al. Efficacy and safety of nano-silver dressings combined with recombinant human epidermal growth factor for deep second-degree burns: a meta-analysis[J]. Burns, 2021, 47(3): 643-653.

[8] LIN X Y, WANG H, TAN Y. Role of hepatocyte growth factor in wound repair[J]. Zhongguo Yi Xue Ke Xue Yuan Xue Bao, 2018, 40(6): 822-826.

[9] BREM H, HOWELL R, CRISCITELLI T, et al. Practical application of granulocyte-macrophage colony-stimulating factor (GM-CSF) in patients with wounds[J]. Surg Technol

Int,2018,32:61-66.

[10]付小兵,李校堃.从第一个用于创烧伤治疗的基因工程国家一类新药研发与转化应用看创烧伤治疗"中国方案"的创立[J].中华烧伤与创面修复杂志,2022,38(1):4-8.

[11]付小兵.治疗创烧伤国家一类新药基因工程生长因子的研发与转化应用:主要历程与思索[J].中华创伤杂志,2018,34(12):1057-1061.

[12]李校堃.坚持梦想 不负韶华:生长因子与创面修复三十年自主创新之路[J].中华烧伤杂志,2020,36(3):161-162.

[13]谷廷敏,牛星焘,陈东明.创面愈合过程中内源性 EGFr 变化的实验研究[J].中华整形烧伤外科杂志,1997,13(2):153-154.

[14]谷廷敏,牛星焘,陈东明,等.创面愈合过程中内源性 EGF 变化的研究[J].中华医学美容杂志,1997(1):21-23.

[15]WAN X,ZHU Y,ZHANG L,et al. Gefitinib inhibits malignant melanoma cells through the VEGF/AKT signaling pathway[J]. Mol Med Rep,2018,17(5):7351-7355.

[16]刘琳,柴志勇,刁云辉,等.当归多糖对氧化型低密度脂蛋白诱导的血管内皮细胞损伤的保护作用研究[J].中国临床药理学杂志,2020,36(7):818-821.

[17]CHEN G,AN N,YE W,et al. bFGF alleviates diabetes-associated endothelial impairment by downregulating inflammation via S-nitrosylation pathway[J]. Redox Biol,2021,41:101904.

[18]SUN J,HUANG X,NIU C,et al. aFGF alleviates diabetic endothelial dysfunction by decreasing oxidative stress via Wnt/beta-catenin-mediated upregulation of HXK2[J]. Redox Biol,2021,39:101811.

[19]CHEN X,TONG G,FAN J,et al. FGF21 promotes migration and differentiation of epidermal cells during wound healing via SIRT1-dependent autophagy[J]. Br J Pharmacol,2022,179(5):1102-1121.

[20]ZHOU K,CHEN H,LIN J,et al. FGF21 augments autophagy in random-pattern skin flaps via AMPK signaling pathways and improves tissue survival[J]. Cell Death Dis,2019,10(12):872.

[21]ZHOU Q,GONG J,BI J,et al. KGF-2 regulates stap-2-mediated signal transducer and activator of transcription 3 signaling and reduces skin scar formation[J]. J Invest Dermatol,2022,142(7):2003-2013.

[22]SOBECKI M,KRZYWINSKA E,NAGARAJAN S,et al. NK cells in hypoxic skin mediate a trade-off between wound healing and antibacterial defence[J]. Nat Commun,2021,12(1):4700.

[23]KUMAR S,YARMUSH M L,DASH B C,et al. Impact of complete spinal cord injury on healing of skin ulcers in mouse models[J]. J Neurotrauma,2018,35(6):815-824.

[24]BARKER A R,ROSSON G D,Dellon A L. Wound healing in denervated tissue[J]. Ann Plast Surg,2006,57(3):339-342.

[25]MOCHIZUKI M,GUC E,PARK A J,et al. Growth factors with enhanced syndecan bind-

ing generate tonic signalling and promote tissue healing［J］. Nat Biomed Eng,2020,4 (4):463-475.

［26］MOHER D,SHAMSEER L,CLARKE M,et al. Preferred reporting items for systematic review and meta-analysis protocols (PRISMA-P)2015 statement［J］. Syst Rev,2015,4:1.

［27］ABDELHAKIM M, LIN X, OGAWA R. The Japanese experience with basic fibroblast growth factor in cutaneous wound management and scar prevention:a systematic review of clinical and biological aspects［J］. Dermatol Ther (Heidelb),2020,10(4): 569-587.

［28］PARK J W, HWANG S R, YOON I S. Advanced growth factor delivery systems in wound management and skin regeneration［J］. Molecules,2017,22(8):1259.

［29］GILLIGAN A M, WAYCASTER C R, MOTLEY T A. Cost-effectiveness of becaplermin gel on wound healing of diabetic foot ulcers［J］. Wound Repair Regen,2015,23(3): 353-360.

［30］MATSUMOTO S, TANAKA R, OKADA K, et al. The effect of control-released basic fibroblast growth factor in wound healing: histological analyses and clinical application［J］. Plast Reconstr Surg Glob Open,2013,1(6):e44.

第九章

原位组织再生技术在骨坏死治疗方面的研究与临床应用

股骨头坏死(osteonecrosis of the femoral head,ONFH)系指股骨头血供受损或中断,导致骨髓成分及骨细胞死亡,随后发生的修复并导致股骨头结构改变甚至塌陷的系列病理改变与临床表现[1],是骨科常见难治性疾病之一。文献报道,我国成人非创伤性 ONFH 的发病率为 0.725%,并呈逐步年轻化趋势,2017 年我国新发股骨头坏死患者约 812 万,每年预计将出现 10 万~20 万新病例[2-3]。相关研究报道称未经治疗的 ONFH,大部分患者会在 1~4 年内出现严重的髋关节功能障碍并需要行关节置换手术[4-5]。ONFH 具有高发病率和高致残率的特点,且发病趋向逐步年轻化,这给患者和医疗卫生系统带来了巨大的经济负担[6]。所以早期及时干预对降低髋关节置换率和提高患者生活质量具有重要意义。

目前关于股骨头坏死的保髋治疗主要为非手术保髋治疗和手术保髋治疗,需根据疾病发展的不同阶段和病情特点,制订出个体化、最优化的治疗方案。保守治疗主要包括限制负重、药物治疗(口服非甾体抗炎药、中医中药、抗凝药物、双膦酸盐类、降血脂药物等)和生物物理学治疗(电磁刺激、体外冲击波、高压氧和离子导入等);手术治疗主要包括关节镜治疗、截骨术(转子间截骨内移术、转子间旋转截骨术等)、单纯髓芯减压术、髓芯减压联合自体骨髓间充质干细胞或 PRP、单纯打压植骨、带血管骨移植、多孔钽棒植入以及全髋关节置换术等。若不能进行及时有效的治疗,70% 的患者最终将发生股骨头塌陷,不得不采取髋关节置换[7]。因此合理有效的保髋治疗显得尤为重要,也是当前研究的热点与难点。

研究表明,早期 ONFH 保髋治疗的关键点是新生骨形成和血管再生、股骨头内减压和软骨下骨的有效支撑[1]。近年来治疗方式主要包括髓芯减压打压植骨、带或不带血管蒂腓骨移植术、病灶清除松质骨打压植骨游离骨瓣支撑术等,虽然这类手术方式明显降低了股骨头内压,在一定程度上促进了新生血管修复,也起到比较好的力学支撑,但坏死骨区域修复时间漫长、骨修复强度亦不足等关键问题仍未得到有效解决。

近年研究表明,非创伤性股骨头坏死的股骨头局部骨形成蛋白(BMP)的表达过低,这可能是影响坏死骨修复与重建的重要原因。富血小板血浆(PRP)及骨髓间充质干细胞(BMSCs)具有修复软组织功能和分化为骨细胞、软骨细胞等功能[8]。人们尝试在髓芯减压治疗的同时进行 PRP 及 BMSCs 移植,取得了较好的临床疗效。因此,现将目前相关基础研究和临床研究做一阐述。

第一节　基础研究

PRP 是将动物或人的全血经过离心后得到的富含高浓度血小板的血浆,在其中加入凝血酶后可变为胶状物,因此也被称为富血小板凝胶或富血小板白细胞凝胶。富血小板血浆中含有大量的生长因子,如血小板衍生生长因子、转化生长因子-β、胰岛素样生长因子-1 等,当血小板被激活后可以释放大量的生长因子和细胞因子,这些细胞因子和生长因子可以促进血管生成、胶原合成和成骨细胞及成纤维细胞的有丝分裂,通过促进骨形成、抑制脂肪生成和加速血管形成来预防股骨头坏死的发生[9-10],改善股骨头在体内的血清学、放射学和组织形态学特征,从而达到缓解疼痛、延缓股骨头坏死进展的目的。

BMSCs 是一类中胚层来源的干细胞,为骨组织工程的首选种子细胞。在机体内骨的形成和损伤后的修复中发挥着重要的作用[11]。PRP 在一定的条件刺激下,可诱导兔BMSCs 细胞增殖,分化成软骨细胞和成骨细胞。BMSCs 能分泌多种生长因子,还具有机械支持作用,保持着骨髓动态平衡,调节造血,维持自我更新和增殖能力[12]。随着各个领域研究的深入发展,目前再生技术已成为骨科的研究热点。张卫兵等[13]在动物实验中发现 PRP 可明显促进兔 BMSCs 增殖,其增殖强度与 PRP 剂量在一定范围内呈明显正相关。张洪涛等[14]在人体外试验中亦观察到 PRP 能明显加快人的 BMSCs 增殖,并能有效促进其成骨特性表达。可见 PRP 的诸多特点使得其广泛应用于基础研究中,尤其是骨缺损修复方面拥有广阔的前景,且 PRP 取自自体血液、制备简单及可吸收等特点使其大大降低了免疫排斥和疾病传播风险,较为安全可靠。

在研究 PRP 联合 BMSCs 治疗兔子激素性股骨头坏死的实验中观察到,PRP 与BMSCs 同时应用时可产生协同作用[15-16],PRP 促进 BMSCs 的增殖与分化,提供股骨修复中所需的生长因子和蛋白,加速骨组织的修复与愈合,从而改善股骨头坏死的恢复情况。胡钟旭等[17]亦在类似研究中证实,PRP 可促进 BMSCs 向成骨细胞分化以及提高细胞分裂活性,加快细胞分裂,减少股骨头坏死区域处于 G1 期的细胞含量。杜刚等[15]开展了PRP 联合 BMSCs 对兔股骨头坏死的实验研究,实验对兔股骨头进行组织学比较,PRP 与BMSCs 联合治疗组与单独 PRP 组、BMSCs 组相比,股骨头的恢复情况更为良好,骨陷窝空缺率最低,差异有显著性意义($P < 0.05$),同时可提高股骨头中 PDGF 蛋白表达水平($P < 0.05$)。结果提示,PRP 与 BMSCs 应用时产生协同作用,PRP 提高骨髓中内源性PDGF 蛋白表达,促进 BMSCs 的增殖与分化,提供股骨修复中所需的生长因子和蛋白,恢复股骨头的生长。冯鑫等[18]在探讨兔股骨头坏死模型实验中发现 PRP 协同骨形态发生蛋白-4 可诱导坏死的股骨头内新生骨的形成,两者再联合髓心减压能加速兔股骨头坏死修复。王善正等[19]在自体激活 PRP 对体外培养的兔 BMSCs 向成软骨细胞分化影响的实验研究中发现,PRP 上调 BMSCs 中 II 型胶原 α1 链基因和聚集蛋白聚糖基因的表达,进一步证实了自体激活 PRP 促进了 BMSCs 的成软骨分化。方家刘等[20]发现富白细胞和富血小板血浆在治疗兔 ONFH 模型中对 BMSCs 成骨分化有促进作用。周斌[21]也在犬股骨头坏死微环境下观察到 PRP 对 BMSCs 增殖有促进作用,且 PRP 浓度越高促进作用越明

显，但 PRP 对 BMSCs 的成骨分化影响表现在低浓度 PRP 可对 BMSCs 产生促成骨分化作用，而中、高浓度 PRP 对 BMSCs 的促进成骨分化作用不明显。可见，大量的动物实验研究已证实，富血小板血浆联合骨髓间充质干细胞在促进兔早期股骨头坏死的修复中疗效肯定，且疗效优于单纯应用 PRP 或 BMSCs 治疗。张波等[16]通过动物实验证实，PRP 与 BMSCs 能改善兔激素性股骨头坏死的恢复情况，空白组软骨细胞均匀、排列整齐，骨髓腔内骨小梁完整，成骨细胞多。模型组软骨细胞排列紊乱、大小不一，破骨细胞较多，脂肪细胞数量显著增加。与模型组相比，PRP、BMSCs 治疗组软骨细胞排列较整齐，成骨细胞有所增加，脂肪细胞明显减少。且 PRP 与 BMSCs 对骨陷窝空缺率的影响与空白组相比，模型组骨陷窝空缺率显著增加（$P<0.05$）；与模型组相比，各治疗组的骨陷窝空缺率明显下降（$P<0.05$），与空白组相比，模型组股骨头中 BMP-2、Smad1、Smad5、Runx2 蛋白表达显著降低（$P<0.05$）。与模型相比，各治疗组股骨头组织中的 BMP-2、Smad1、Smad5、Run2 蛋白水平明显上升，其中 PRP+BMSCs 组水平上升最高（$P<0.05$）。可见 PRP 与 BMSCs 同时应用时产生协同作用，PRP 促进 BMSCs 的增殖与分化，提供股骨修复所需的生长因子，通过上调 BMP-2 的蛋白水平，激活 Smads 信号通路，继而诱导调控间充质干细胞向成骨方向分化的特异性转录 *Runx2* 的基因表达，促进成骨细胞分化及骨的形成，加速骨组织的修复与愈合。

陈得胜等[22]通过对兔进行激素性股骨头坏死造模，取同种股骨髁部骨软骨制作软骨支架，最后以制备的软骨支架为载体，将经过成骨诱导的骨髓间充质干细胞移植到软骨支架上，形成细胞-支架复合物，用 16 号骨髓穿刺针对坏死的股骨头进行髓芯减压术，术中将细胞-支架复合物植入坏死的股骨头下。结果证实骨髓间充质干细胞通过 PRP 的诱导向成骨细胞分化；软骨支架材料为骨髓间充质干细胞向成骨细胞分化提供良好的空间结构，有利于其向成骨细胞分化；PRP 和软骨支架材料联合应用可促进早期兔激素性股骨头坏死的修复。崔泳等[23]对兔 ONFH 模型进行研究，结果表明，髓芯减压联合 PRP 实验组的成骨速度和成骨强度均明显优于单纯髓芯减压对照组。陶海荣等[24]报道磷酸三钙（tricalcium phosphate，TCP）/PRP 混合物修复兔股骨头无菌性坏死的动物实验研究，发现植入 TCP/PRP 实验组对新骨形成以及成骨细胞爬行的促进作用显著优于对照组。徐英[25]还验证了 PRP 凝胶联合髓芯减压对兔股骨头无菌性坏死的治疗作用，认为自体PRP 提取简便，对患者损伤小，安全无排斥作用，可能未来在治疗 ONFH 上有更加理想的效果。于鹏等[26]通过构建激素性兔股骨头坏死模型，探讨髓芯减压联合 PRP 对兔激素性股骨头坏死模型疗效及股骨头骨组织中 MMP-2、MMP-9、TIMP-1、TIMP-2 mRNA 表达的影响，结果表明髓芯减压联合 PRP 在物理减压消除水肿的同时可以通过抗炎、促进成骨细胞增殖等方式对 MMP/TIMP 系统起到"正性"干预作用，来拮抗糖皮质激素的"负性"作用，同时病理学检查也能看到，髓芯减压联合 PRP 组股骨头骨组织较单纯减压组的骨组织有明显好转，已趋于正常组织的形态学表现，这也为临床应用该联合治疗技术治疗激素性股骨头坏死提供了实验依据，其机制值得更深入的研究。

王哲等[27]通过建立兔激素性股骨头坏死模型，采用髓芯减压联合 PRP 对兔激素性股骨头坏死进行治疗研究，结果提示，PRP 能有效抑制兔激素性股骨头坏死过程中氧化应激反应，该作用可能是通过激活 Keap1/Nrf2/HO-1 信号通路活性而发生的，如图 9-1 所示。

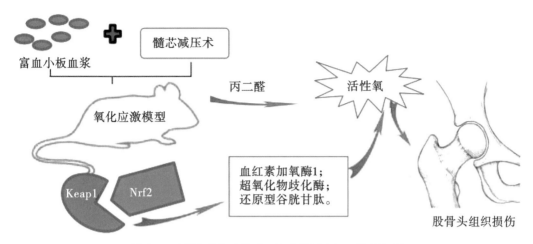

图 9-1　PRP 联合髓芯减压治疗股骨头坏死作用机制

徐辉辉等[28]通过应用 PRP 联合桃红四物汤治疗激素性股骨头坏死（SANFH）大鼠，选择 VEGF、CD31、ALP、β-catenin 作为桃红四物汤和 PRP 诱导血管生成和促进成骨的生物学标志物。本实验结果表明，各治疗组股骨头 VEGF、CD31、ALP、β-catenin 蛋白的表达水平较模型组均显著上升，且 PRP、桃红四物汤及两者联合治疗可明显上调 VEGF、CD31、ALP 和 β-catenin 的蛋白表达，对 VEGF、CD31、ALP 和 β-catenin 细胞因子的分泌过程起到正向作用，从而提升股骨头新血管和新骨形成效率，改善股骨头血液循环，促进坏死区成骨，从而修复 SANFH。

第二节　临床研究

20 世纪 90 年代初，有学者研究发现以血小板衍生生长因子（platelet-derived growth factor，PDGF）和转化生长因子-β（transforming growth factor-β，TGF-β）为主的多种生长因子参与了骨的自我修复过程[29-30]。而生物自体的全血提取物——PRP 中被证实含有高浓度高活性的 PDGF 和 TGF-β，以及表皮生长因子（epidermal growth factor，EGF）、血管内皮生长因子（vascular endothelial growth factor，VEGF）、胰岛素样生长因子（insulinlike growth factor，IGF）等活性物质[31-32]，这些活性物质在骨修复过程中起到重要调控作用，可加速基质干细胞的分化[33]，促进骨细胞、成纤维细胞增殖以及纤维蛋白与细胞外基质的合成[34-36]。研究还表明，自身提取 PRP 中生长因子的浓度比例与全血相似，离体后不会降低其生物效应[37]。

ONFH 早期保髋手术的关键在于促进股骨头缺血性坏死区域的骨修复重建，保留自体股骨头。如前所述，单纯髓芯钻孔减压保髋手术可通过坏死区减压达到改善灌注及缓解症状的目的，疗效显著。但手术后的骨修复过程需要修复细胞、生长因子和支架三大要素相互促进、相互协调才能完成，其中修复细胞是"种子"，生长因子提供"肥料"，支架则为骨生长搭建"框架"。然而，很多骨修复并不能同时满足这 3 种条件，需加入额外的生长因子以促进修复。PRP 为解决上述问题提供了新的思路和方法，其具有显著的骨诱导作用，与骨材料混合后可将修复细胞趋化至骨材料内形成活性骨，大大促进了骨修复的进程，提高了保髋手术的治疗效果。BMSCs 具有良好的成骨活性和促进软骨生成作用，是治疗 ONFH 的基础。BMSCs 易于体外扩增，免疫原性低，具有多向分化潜能，能为骨修复提供成骨细胞，促进血管化，改善坏死区的血液供应，为血管生成提供内皮细胞和生长因子。PRP 具有良好的促进骨愈合的能力，同时含有大量的生长因子。PRP 联合BMSCs 治疗 ONFH 时，PRP 中所含的生长因子在 BMSCs 的组织修复、再生和分化过程中起着至关重要的作用[38-39]。基于此特点，部分学者也先后将 PRP 和（或）BMSCs 运用于早期非创伤性股骨头坏死患者的临床研究。杨富强等[40]在髓芯减压植骨联合 PRP 治疗早期非创伤性股骨头坏死患者（20 髋）的前瞻随机对照研究中观察到，PRP 联合髓芯减压治疗术后 1 年的 Harris 评分明显高于单纯髓芯减压植骨，两者差别具有统计学意义。其原因主要考虑 PRP 中含量丰富的血小板及其释放的细胞因子促进植骨区内血管再生与成骨分化所致，但存在样本量少、未对不同病因 ONFH 的治疗效果进行对比、无影像学量化结果等缺陷，且随访时间较短，长期疗效尚未知。同样，唐俊等[41]采用髓芯减压植骨联合自体骨髓及 PRP 治疗早期非创伤性 ONFH 46 例，平均 15 个月的随访结果表明，该方法具有创伤小、操作简便、疗效确切的优点，46 例患侧关节疼痛症状、活动度明显改善，影像学检查股骨头囊性变消失，坏死区有新生骨小梁通过，较好地延缓了股骨头的坏死发展进程。美国学者 Martin 等[42]临床研究使用浓缩的骨髓和 PRP 进行微创减压治疗非创伤性股骨头坏死患者，术后患者疼痛明显缓解，且在一定程度上阻止了大多数患者的疾病进展。Nandeesh 等[43]采用自体骨髓干细胞联合 PRP 治疗 48 例早期及进展期缺血性 ONFH 患者，结果显示，93% 的患者髋关节间隙明显增宽；2 年随访结果表明患者活动功能显著改善，软骨再生明显，患者满意度高，方法安全有效。Martin 等[42]对 77 髋早期骨坏死病例行股骨头减压术后间充质干细胞联合 PRP 注射，结果表明，大部分患者采用该微创方法能明显减轻疼痛，延缓疾病进展。Houdek 等[44]用 BMSCs 和 PRP 治疗22 例（35 髋）Ⅰ期、Ⅱ期 ONFH 患者，结果发现 93% 患者在 3 年的随访中没有出现股骨头塌陷，84% 患者没有行全髋关节置换术（THA），疼痛和功能有明显改善。术后 7 年的随访中无股骨头塌陷和无 THA 的存活率分别为 84% 和 67%[45]。Martin 等[42]对 77 例ONFH 患者实行髓芯减压术后，将取自髂骨的 BMSCs 和 PRP 注入骨坏死区，术后发现85% 患者疼痛明显缓解，只有 16 个髋关节进一步恶化最终需要 THA。作者得出结论，这种治疗方式对于早期 ONFH 可获得满意的疗效，并可使坏死病灶完全消退。Houdek等[44]报道了梅奥诊所 22 例早期 ONFH 患者在髓芯减压后接受 PRP 联合 BMSCs 治疗的一项前瞻性研究，观察到在 3 年的随访中 93% 以上的患者未出现股骨头塌陷，84% 的患者未进行全髋关节置换。Aggarwal 等[46]报道的一项随机对照试验中纳入 40 例（53 髋）ONFH 患者，随机分为 2 组后行髓芯减压术联合 PRP 注射（PRP 组）或行单纯髓芯减压术治疗（对照组），随访 63 ~ 65 个月，末次随访时 PRP 组 Harris 评分改善率显著高于对照组，PRP 组Ⅱ期 ONFH 发生进展的患者比例为 24%，低于对照组的 43%，表明 PRP 可以显著减轻 ONFH 患者的疼痛程度，改善中期功能预后，延缓 ONFH 进展，避免进展为股骨头塌陷或者需要 THA。

除了在髓芯减压基础上用 BMSCs 和 PRP 治疗早中期股骨头坏死的研究外,还有学者将 BMSCs 和(或)PRP 联合人工骨或自体骨移植治疗早中期股骨头坏死,临床疗效同样令人满意。Xian 等[47]研究 PRP 结合自体颗粒状骨移植在创伤性 ONFH 塌陷前阶段的治疗效果,选取 24 例采用髓芯减压术加 PRP 联合自体颗粒植骨(治疗组),22 例采用髓芯减压加自体颗粒植骨(对照组)。术后随访发现,治疗组 Harris 评分和视觉模拟评分法(visual analogue scale,VAS)均明显优于对照组,且与对照组相比,治疗组的临床结果和影像学结果更理想。作者认为 PRP 联合自体颗粒状骨移植是治疗 Ⅱ、Ⅲ 期创伤性 ONFH 一种有效、安全的方法,与单独自体颗粒状骨移植相比,可以获得更好的临床和影像学结果。D'Ambrosi 等[38]评估了 16 例(24 髋)在髓芯减压术后注射 PRP 和 MSCs 联合人工移植骨治疗的 ONFH 患者。结果发现,髓芯减压术后注射 PRP 和 MSCs 联合人工移植骨治疗 ONFH,与坏死分期有着显著的关联性,Ⅲ 期和 Ⅳ 期患者失败的风险更高,随访 75 个月后,Ⅰ 期、Ⅱ 期患者保髋成功率为 80%,Ⅲ 期、Ⅳ 期患者为 28.6%。与髓芯减压的其他研究结果相似,PRP 不适合坏死病灶大于 50% 或晚期 ANFH 的患者,PRP 并未被证明是治疗晚 ONFH 的有效方法。姜良斌等[48]采用 PRP 联合高位股骨头颈开窗植骨支撑术治疗早期股骨头坏死(图 9-2),通过与对照组(单纯高位股骨头颈开窗植骨支撑)进行疗效比较,结果显示,PRP 组股骨头外形均良好,无一例病情进展出现股骨头塌陷、骨关节炎而接受全髋关节置换治疗,移植自体髂骨与周围骨整合良好,无感染及股骨转子间或股骨颈骨折发生,对照组中有 7 例发生早期塌陷,移植自体髂骨与周围骨整合较差,PRP 组中优良率、Harris 评分及疼痛 VAS 评分均明显高于对照组。作者认为临床使用 PRP 后可以减轻患者髋部疼痛,改善关节功能,促进骨长入,具有显著的临床应用价值。

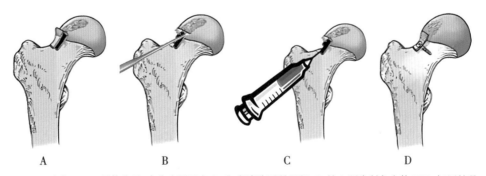

A.确定 ONFH 具体位置,高位头颈开窗;B.彻底清除死骨组织;C.植入预先制备自体 PRP,打压植骨固定;D.可吸收螺钉固定。

图 9-2　PRP 联合股骨头颈开窗手术(引自姜良斌等[48])

沈烈军等[49]应用天玑骨科手术机器人进行精准定位,辅助最小通路手术技术(mini-mal access surgical techniques,RMAST)微创通道下股骨头减压植骨联合应用唑来膦酸和 PRP 治疗早期股骨头坏死,可提高早期股骨头坏死患者植入的股骨头存活率,减轻疼痛,改善髋关节功能。但本研究存在样本量小、随访时间短、观察项目不足等问题,结果可能有偏倚。柴乐等[50]采用 PRP 联合生物陶瓷系统治疗 ARCO Ⅱ 期股骨头坏死,选择 2016 年 7 月—2020 年 5 月收治的 60 例单侧 ARCO Ⅱ期股骨头坏死患者,采用随机数字表法分两组,对照组 30 例接受生物陶瓷系统置入治疗,试验组 30 例接受自体富血小板血浆联合生物陶瓷系统置入治疗,结果表明,试验组治疗后 3、6、12 个月的目测类比评分均低于对照组($P<0.05$),治疗后 3、6、12 个月的髋关节功能评分均高于对照组($P<0.05$),认为富血小板血浆联合生物陶瓷系统微创治疗 ARCO Ⅱ期股骨头坏死可促进坏死修复,有效改善患者髋部疼痛与关节功能。

在手术保髋的同时,也有一部分学者将 PRP 作为 ONFH 的非手术治疗选择,同样取得了较好临床效果。Luan 等[51] 将 60 例Ⅰ期、Ⅱ期、Ⅲ期单侧 ONFH 患者随机分配到 PRP 组和体外冲击波治疗组(extracorporeal shock wave therapy,ESWT),两组均接受 4 次治疗,结果发现 PRP 组患者 VAS 评分、西安大略和麦克马斯特大学骨关节炎指数量表(Western Ontario and McMaster Universities osteoarthritis index,WOMAC)评分、Harris 评分均有明显改善且优于 ESWT 组,证实关节内注射 PRP 在缓解疼痛和改善功能方面优于 ESWT。王少玲等[52] 通过对 29 例接受超声引导下关节腔 PRP 注射治疗的股骨头坏死患者的临床疗效及安全性进行回顾性分析,结果显示相比于治疗前,患者的 VAS、WOMAC 和 Harris 评分都有不同程度的改善,治疗后 6 个月时,VAS 评分中位数从治疗前的 7 分降低至 3 分($P<0.001$),WOMAC 评分从治疗前的(39.27 ± 11.70)分降低至(24.13 ± 7.55)分($P<0.001$),Harris 评分中位数由 46 分提高至 78 分($P<0.001$)。这表明超声引导下髋关节腔 PRP 注射能有效缓解股骨头坏死患者的疼痛程度,改善髋关节功能,且效果持续至少 6 个月。但未来需更大样本量的随机对照研究来证实 PRP 对股骨头坏死的长期疗效和安全性。

第三节　典型案例分析

案　例

【病史简介】

患者男,25 岁,2 个月前无明显诱因出现左髋部疼痛不适,活动后加重,休息后缓解。至当地县中医院就诊,行腰椎及双髋部 MRI 检查后诊断为"股骨头缺血性坏死",住院行中药熏蒸、针灸、口服药物等保守治疗半个月,自觉症状缓解后出院回家休养。10 d 前患者自觉左髋部疼痛较前加重,休息并口服药物后疼痛缓解不明显,患者为求进一步治疗,来院就诊。

【诊断】

股骨头缺血性坏死。

【病情分析】

患者 25 岁,青壮年,体形偏胖,体重超标,体重指数(BMI)26 kg/m²,既往体健,否认高血压、糖尿病、心脏病等疾病,否认手术史及食物药物过敏史。但患者长期熬夜,饮食不规律,喜欢喝碳酸饮料,再加上长期饮酒,导致体形偏胖,痰湿体质,血脂较高。升高的血脂是血中痰浊,同时影响脾胃运化功能,导致脾气虚弱,运化无力,水湿内停,日久浸润脉道,痹阻血络,痰湿互生,阻滞脉络,影响股骨头血供,导致股骨头内缺血,骨髓缺少营血滋润,骨枯髓萎,出现股骨头缺血性坏死。长期熬夜,导致体内津液伤损,痰湿堆积,造成体态偏胖。

【治疗方案及随访】

根据患者情况,我们选择微创通道减压植骨联合 BMSCs 及 PRP 进行治疗(图 9-3)。术后给予院内股骨头坏死愈胶囊口服,补气健脾,活血通络,同时积极宣教,调整患者饮食及生活作息,扶双拐术肢不负重活动。

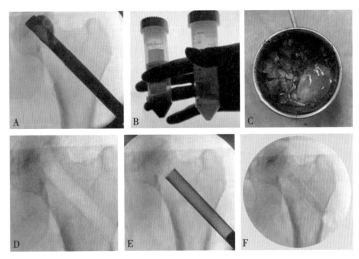

A. 粗通道减压并股骨头内坏死病灶清除;B. 制备完毕的 BMSCs 及 PRP 凝胶;C. 将 BMSCs 及 PRP 混合自体髂骨及人工骨颗粒;D 进行股骨头内植骨;E. 股骨头内植骨完成,准备植入陶瓷棒;F. 陶瓷棒植入完成。

图 9-3　治疗过程

术后 6 个月行 X 射线检查(图 9-4)示:股骨头形态完好,关节间隙正常,股骨头植骨区密度较高,骨生成较好,未发生骨吸收。

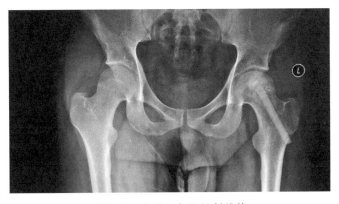

图 9-4　术后 6 个月 X 射线片

讨 论

股骨头坏死(osteonecrosis of the femoral head,ONFH)是骨科常见病,致残率较高,也是一个世界性难治性疾病。我国是 ONFH 患病人数最多的国家。酗酒、大量应用激素及外伤是 ONFH 前 3 位的致病因素,所致 ONFH 占 90% 以上。ONFH 如果不进行有效的早期干预,绝大多数将进展至须行全髋关节置换术,给患者带来极大的痛苦和经济负担。ONFH 的发病机制尚不完全清楚,近年来国内外学者致力于 ONFH 的相关研究,以期获得新的突破,为彻底探明其发病机制、寻找更加有效的治疗方法做出很多有益的研究工作。ONFH 保髋治疗的关键在于早诊断、早期进行有效的干预治疗,但目前这一难题仍无法有效解决。临床上需考虑患者股骨头坏死体积、临床分期、关节功能受限情况、患者年龄和职业要求以及治疗依从性等综合因素,个体化制订治疗方案,以提高手术质量和效率。

目前在众多保髋方法中,无论是髓芯减压联合 BMSCs 或 PRP 移植治疗股骨头缺血性坏死,还是微创通道减压植骨或头颈开窗植骨联合 BMSCs 或 PRP 移植治疗股骨头缺血性坏死,目前大量的动物实验和临床研究都表明可降低患者髋关节疼痛、增加髋关节功能、延缓病情进展,在治疗过程中无明显并发症发生,效果令人振奋。但也存在很多问题。首先,缺乏多中心、大样本、前瞻性随机双盲对照研究数据;其次,目前 PRP 制作和应用方法还没有统一的标准,导致报道的结论各异;最后,ONFH 分组研究,BMSCs 或 PRP 移植干预的最佳时机、注射用量及频次、植骨量、体内活化最佳浓度,以及生长因子成分、含量及相互之间的作用机制等,仍需进一步深入研究加以阐明。

参考文献

[1]MONT M A,CHERIAN J J,SIERRA R J,et al. Nontraumatic osteonecrosis of the femoral head:where do we stand today? A ten-year update[J]. J Bone Joint Surg Am,2015,97:1604-1627.

[2]PASCART T,FALGAYRAC G,MIGAUD H,et al. Region specific Raman spectroscopy analysis of the femoral head reveals that trabecular bone is unlikely to contribute to non-traumatic osteonecrosis[J]. Sci Rep,2017,7(1):97.

[3]ZHAO D W,YU M,HU K,et al. Prevalence of non-traumatic osteonecrosis of the femoral head and its associated risk factors in the Chinese population:results from a nationally representative survey[J]. Chin Med J,2015,128(21):2843-2850.

[4]MONT M A,JONES L C,HUNGERFORD D S. Nontraumatic osteonecrosis of the femoral head:ten years later[J]. The Journal of Bone & Joint Surgery:American Volume,2006,88(5):1117-1132.

[5]CHEN C H,WANG G J. Alendronate in the prevention of collapse of the femoral head in nontraumatic osteonecrosis[J]. Formosan Journal of Musculoskeletal Disorders,2014,7(3):138-144.

［6］LEE H R，PARK K M，JOUNG Y K，et al. Platelet-rich plasma loaded hydrogel scaffold enhances chondrogenic differentiation and maturation with up-regulation of CB1 and CB2［J］. J Control Release，2012，159（3）：332-337.

［7］ZHOU W，QU M，LV Y，et al. New advances in stem cell therapy for osteonecrosis of the femoral head［J］. Curr Stem Cell Res Ther，2019，14（3）：226-229.

［8］ANTONIO B，PAOLO V，BRUNO O，et al. Deep-frozen allogeneic onlay bone grafts for reconstruction of atrophic maxillary alveolarridges：a preliminary study［J］. J Oral Maxillofac Surg，2009，67（6）：1300-1306.

［9］ARORA N S，RAMANAYAKE T，REN Y F，et al. Platelet-rich plasma：a literature review［J］. Implant Dent，2009，18（4）：303-310.

［10］SAMPSON S，GERHARDT M，MANDELBAUM B. Platelet rich plasma injection grafts for musculoskeletal injuries：a review［J］. Curr Rev Musculoskelet Med，2008，1（3-4）：165-174.

［11］PITTENGER M F，MACKAY A M，BECK S C，et al. Multilineage potential of adult human mesenchymal stem cells［J］. Science，1999，284（5411）：143.

［12］胡资兵，曾荣，郭伟韬，等.骨髓间充质干细胞诱导分化特征［J］.中国组织工程研究与临床康复，2008，12（43）：8561.

［13］张卫兵，洪光祥，康皓.富血小板血浆对兔骨髓间充质干细胞增殖的作用［J］.中国组织工程研究与临床康复，2008（34）：6639-6642.

［14］张洪涛，蔡道章，刘康，等.富血小板血浆对人骨髓间充质干细胞成骨诱导的影响［J］.中国组织工程研究与临床康复，2009，13（6）：1045-1048.

［15］杜刚，李林，张波，等.富血小板血浆联合骨髓间充质干细胞对兔股骨头坏死的影响［J］.中国实验方剂学杂志，2013，19（16）：213-216.

［16］张波，韦冰丹，甘坤宁，等.富血小板血浆联合骨髓间充质干细胞对兔股骨头坏死BMP-2／Smads 通路的影响［J］.中国骨质疏松杂志，2016，22（2）：131-134，227.

［17］胡钟旭，李东卿，李贵涛，等.富血小板血浆联合骨髓间充质干细胞治疗家兔股骨头缺血坏死的研究［J］.中华损伤与修复杂志：电子版，2014，9（1）：22-26.

［18］冯鑫，蔡琰，戚超，等.复合 PRP 与 BMP-4 的 Nano-HA 并髓心减压治疗兔股骨头坏死［J］.齐鲁医学杂志，2014（4）：335-337.

［19］王善正，王宸，芮云峰.自体激活富血小板血浆干预兔骨髓间充质干细胞体外成软骨分化的研究［J］.中国组织工程研究，2013，17（1）：1-8.

［20］方家刘，尹宗生，王伟，等.富白细胞和血小板血浆对 BMSCs 在兔股骨头缺血性坏死中成骨作用的影响［J］.中国修复重建外科杂志，2015，29（2）：227-233.

［21］周斌.富血小板血浆对股骨头坏死微环境下骨髓基质干细胞影响的初步研究［D］.南昌：南昌大学，2012.

［22］陈得胜，林炎水.富血小板血浆诱导骨髓基质干细胞联合软骨支架治疗兔激素性股骨头坏死［J］.成都医学院学报，2017，3：265-270，276.

［23］崔泳，方国正，凯赛尔江·艾合买提.富血小板血浆凝胶联合髓芯减压修复兔股骨头

无菌性坏死[J].中国组织工程研究,2014,18(27):4383-4388.

[24]陶海荣,张长青,曾炳芳,等.磷酸三钙结合富血小板血浆修复股骨头坏死的研究[J].中国修复重建外科杂志,2005,19(3):170-173.

[25]徐英.血浆凝胶-髓芯减压修复兔股骨头无菌性坏死[J].中国医疗器械信息,2015,21(1):213.

[26]于鹏,纪志华,贾丙申,等.髓芯减压联合富血小板血浆对兔激素性股骨头坏死的疗效及对金属蛋白酶/基质金属蛋白酶组织抑制剂系统的影响[J].中国比较医学杂志,2018,28(2):53-58.

[27]王哲,李炎,娄理想,等.富血小板血浆联合髓芯减压调控激素性股骨头坏死模型兔氧化应激反应[J].中国组织工程研究,2020,24(11):1677-1682.

[28]徐辉辉,李索咪,范梦强,等.富血小板血浆联合桃红四物汤对激素性股骨头坏死大鼠股骨头组织 VEGF、CD31、ALP、β-catenin 蛋白表达的影响[J].中华中医药杂志,2020,35(3):1501-1504.

[29]周斌,廖琦.富血小板血浆促进骨修复的机制及应用[J].中国组织工程研究,2012,16(33):6228-6232.

[30]ANITUA E,ANDIA I,ARDANZA B,et al. Autologous platelets as a source of proteins for healing and tissue regeneration[J]. Thromb Haemost,2004,91(1):4-15.

[31]WROTNIAK M,BIELECKI T,GAŹDZIK TS. Current opinion about using the platelet-rich gel in orthopaedics and trauma surgery[J]. Ortop Traumatol Rehabil,2007,9(3):227-238.

[32]MIDDLETON K K,BARRO V,MULLER B,et al. Evaluation of the effects of platelet-rich plasma (PRP) therapy involved in the healing of sports-related soft tissue injuries[J]. Iowa Orthop J,2012,32:150-163.

[33]AMABLE P R,TEIXEIRA M V,CARIAS R B,et al. Mesenchymal stromal cell proliferation,gene expression and protein production in human platelet-rich plasma-supplemented media[J]. PLoS One,2014,9(8):e104662.

[34]OGINO Y,AYUKAWA Y,KUKITA T,et al. The contribution of platelet-derived growth factor,transforming growth facor-beta1,and insulin-like growth factor-Ⅰ in platelet-rich plasma to the proliferation of osteoblast-like cells[J]. Oral Surg Oral Med Oral Pathol Oral Radiol Endod,2006,101(6):724-729.

[35]ANITUA E,PINO A,ORIVE G. Plasma rich in growth factors promotes dermal fibroblast proliferation,migration and biosynthetic activity[J]. J Wound Care,2016,25(11):680-687.

[36]EPPLEY B L,PIETRZAK W S,BLANTON M. Platelet-rich plasma:a review of biology and applications in plastic surgery[J]. Plast Reconstr Surg,2006,118(6):147e-159e.

[37]ANITUA E. Plasma rich in growth factors:preliminary results of use in the preparation of future sites for implants[J]. Int J Oral Maxillofac Implants,1999,14(4):529-535.

[38]D'AMBROSI R,BIANCARDI E,MASSARI G,et al. Survival analysis after core decom-

pression in association with platelet-rich plasma, mesenchymal stem cells, and synthetic bone graft in patients with osteonecrosis of the femoral head[J]. Joints, 2018, 6(1):16-22.

[39] HAN J, GAO F, LI Y, et al. The use of platelet-rich plasma for the treatment of osteonecrosis of the femoral head: a systematic review[J]. Biomed Res Int, 2020, 2020: 2642439.

[40] 杨富强,杨晓明,葛建健,等. 髓芯减压植骨联合富血小板血浆治疗股骨头缺血性坏死的前瞻随机对照研究[J]. 中华关节外科杂志:电子版,2016,10(2):22-25.

[41] 唐俊,黄克,李林,等. 髓芯减压植骨联合自体骨髓及富血小板血浆治疗早期股骨头缺血性坏死[J]. 医学理论与实践,2013,26(10):1273-1274,1277.

[42] MARTIN J R, HOUDEK M T, SIERRA R J. Use of concentrated bone marrow aspirate and platelet rich plasma during minimally invasive decompression of the femoral head in the treatment of osteonecrosis[J]. Croat Med J,2013,54(3):219-224.

[43] NANDEESH N H, JANARDHAN K, SUBRAMANIAN V, et al. Treatment of AVN using autologous BM stem cells and activated platelet-derived growth factor concentrates[J]. J Stem Cells,2016,11(3):135-148.

[44] HOUDEK M T, WYLES C C, COLLINS M S, et al. Stem cells combined with platelet-rich plasma effectively treat corticosteroid-induced osteonecrosis of the hip: a prospective Study[J]. Clin Orthop Relat Res,2018,476(2):388-397.

[45] HOUDEK M T, WYLES C C, SMITH J H, et al. Hip decompression combined with bone marrow concentrate and platelet-rich plasma for corticosteroid-induced osteonecrosis of the femoral head: mid-term update from a prospective study[J]. Bone Jt Open, 2021,2(11):926-931.

[46] AGGARWAL A K, POORNALINGAM K, JAIN A, et al. Combining platelet-rich plasma instillation with core decompression improves functional outcome and delays progression in early-stage avascular necrosis of femoral head: a 4.5- to 6-year prospective randomized comparative study[J]. J Arthroplasty,2021,36(1):54-61.

[47] XIAN H, LUO D, WANG L, et al. Platelet-rich plasma-incorporated autologous granular bone grafts improve outcomes of post-traumatic osteonecrosis of the femoral head[J]. J Arthroplasty,2020,35(2):325-330.

[48] 姜良斌,肖伯莲,刘松,等. 富血小板血浆联合高位股骨头颈开窗植骨支撑术治疗早期股骨头坏死的研究[J]. 中国临床解剖学杂志,2018,36(4):449-452.

[49] 沈烈军,李展振. 股骨头坏死的减压植骨联合唑来膦酸和富血小板血浆[J]. 中国矫形外科杂志,2022,30(9):785-790.

[50] 柴乐,丁晓,王斌,等. 富血小板血浆联合生物陶瓷系统治疗 ARCO Ⅱ 期股骨头坏死[J]. 中国组织工程研究,2022,26(15):2347-2351.

[51] LUAN S, WANG S, LIN C, et al. Comparisons of ultrasoundguided platelet-rich plasma intra-articular injection and extracorporeal shock wave therapy in treating ARCO Ⅰ-

Ⅲ symptomatic non-traumatic femoral head necrosis:a randomized controlled clinical trial[J]. J Pain Res,2022,15:341-354.

[52]王少玲,栾烁,范胜诺,等. 超声引导髋关节腔富血小板血浆注射对股骨头坏死的疗效分析[J]. 华西医学,2021,36(5):617-622.

第十章

原位组织再生技术在肌腱末端病治疗方面的研究与临床应用

由于人们在日常活动中过度地使用肌腱,肌腱损伤已经成为当今社会常见的运动系统疾病。目前肌骨疾病的临床咨询约有30%涉及肌腱病,表现为肌腱及腱周组织疼痛、肿胀和功能障碍,患者运动系统功能长期或永久性缺陷。肌腱损伤包括急性与慢性两种类型,急性损伤主要为肌腱断裂,慢性损伤以长期反复超负荷轻微损伤累积出现肌腱退化和剧烈疼痛为特征[1-3]。常见的肌腱末端病有跳跃者膝、肩袖损伤、网球肘、跟腱炎、跖腱膜炎。引起肌腱末端病的高危因素有很多,根据流行病学调查结果显示,年龄、过度运动是诱发肌腱损伤最主要的因素。肌腱损伤发生率随着年龄的增长而增加,80岁以上人群中肩部肌腱损伤发病率超过50%[4]。高强度运动损伤常导致肌腱出现明显退行性病变,长期累积最终会导致肌腱断裂,因而肌腱断裂高发于30~49岁的男性[5-6]。主要原因是在一些活动中的突然变化,这些活动包括:①需要肌腱储存能量的活动(如走路、跑步、跳跃)。②肌腱过度负荷。部分患者因为肌肉力量或耐力差导致的生物力学异常也是高危因素之一。除了年龄、运动损伤之外,机体代谢水平的异常改变如高胆固醇血症等也会致机体更易出现肌腱病变的倾向[5,7]。易感人群可能会因为活动中的细微变化而导致肌腱末端病的发生。

第一节　基础研究

肌腱末端病有以下几个特点:①制动休息可能会缓解疼痛,但并不会改善肌腱末端病,再次恢复活动后会再次疼痛,因为休息并不能增加肌腱对负荷的耐受力。②虽然有一些炎症细胞参与到肌腱病变中,但它并不是一种典型的炎症反应。③运动锻炼是治疗肌腱末端病最有力的手段——肌腱需要逐渐负重,这样它才能对个人日常生活中需要承受的负重有更大的耐受力。在绝大多数情况下没有这个至关重要的负荷刺激,肌腱末端病不会改善。④调整负荷对缓解肌腱末端病的疼痛症状很重要。这通常包括减少(至少在短期内)过度的肌腱负荷,特别是需爆发力的活动。肌腱末端病的病理机制至今尚未阐明,目前主流的致病假说包括组织退行性病变或异常自愈:退行性病变的主要特征是细胞凋亡和基质降解,异常自愈指蛋白多糖、糖胺多糖等非胶原性细胞外基质表达增加伴随新生血管无序排列与胶原纤维紊乱[8]。此外,受损肌腱往往通过瘢痕组织修复,这将影响肌腱力学结构的重建和性能恢复,导致肌腱二次损伤的概率较高[9]。尽管学界已提出新的临床和病理见解促进该领域的快速发展,肌腱末端病的研究进展仍落后于炎性关节炎、骨关节炎等运动系统疾病,很大一部分患者仍受肌腱病症困扰。目前大多数治疗肌腱末端病的目标是改善疼痛和功能,治疗方法包括调整活动量、药物和物理治疗,当上述治疗失败后,各种注射疗法包括增生疗法、硬化剂、麻醉剂、糖皮质激素、毒素、自体血注射等也相继投入使用,但副作用同样存在[10]。腱组织缺乏血管和神经滋养且处于高应力状态下,导致病变肌腱的自愈能力有限,肌腱末端病的治疗通常需要临床手段干预。而富血小板血浆(PRP)局部注射是近年来开始被接受的一种相对安全且有效的肌腱末端病的治疗方法,可促进受损肌腱的再生和修复,达到治愈的效果[11]。作为自体全血离心后得到的浓缩物,富血小板血浆的血小板浓度通常达生理血浆水平[(100～300)×10⁹/L]的5倍,能为肌腱组织再生提供一个富含细胞因子的局部微环境[12-15]。富血小板血浆含有多种与组织再生有关的细胞因子,包括肝细胞生长因子、转化生长因子-β1、成纤维细胞生长因子、胰岛素样生长因子-1、血小板衍生生长因子、血管内皮生长因子、表皮生长因子等,可以通过诱导细胞募集、增殖与分化,促进胶原纤维形成和血管增生,恢复病变肌腱组织结构和功能。

PRP来源于自体,无免疫排斥,制作简单,临床应用安全。临床上注射超过生理浓度的PRP至病损组织,可释放多种生物活性蛋白,抑制炎症反应,促进细胞增殖与迁移,加快退变、坏死组织的清除,同时能促进组织再生和愈合[16]。研究报道,应用PRP可以促进骨折愈合,加快创面修复,减少术后并发症,促进术后功能恢复等[17-18]。目前有关PRP在肌腱末端病的应用研究也有不少,但获得较好的临床疗效及无效的报道均存在,究其原因,是PRP治疗肌腱末端病的临床研究中患者选择、PRP制备,以及PRP成分中血小板、红细胞及白细胞浓度等存在不同程度的差异[19-24]。PRP治疗技术、治疗方案及康复方案也并未形成统一的标准[25-29]。关于PRP治疗肌腱末端病的研究仍需要临床更积极的探索。

一、肌腱瘢痕的产生

由于再生能力较弱,肌腱损伤通常通过纤维化过程愈合,从而产生损害愈合肌腱功能的瘢痕组织,这个过程中可分为3个重叠的阶段[30]。

(一)炎症阶段

常见于损伤早期。在此阶段,损伤部位出现明显的炎症反应,有大量白细胞浸润,巨噬细胞大量聚集吞噬坏死碎片,肌腱细胞也被募集到受伤区域并被刺激增殖,该阶段是影响肌腱功能恢复的关键阶段[31]。过度的炎症反应所导致的最终结局是肌腱瘢痕的增生。

(二)增殖阶段

在炎症阶段后期,肌腱损伤部位细胞进行大量的生物合成活动。巨噬细胞在此阶段主要发挥修复作用:通过释放生长因子与细胞因子,直接激活驻留于肌腱损伤部位的肌腱细胞,使得肌腱细胞分化为成纤维细胞,成为合成Ⅲ型胶原蛋白的主要来源[32]。之后,肌成纤维细胞和巨噬细胞开始分泌并沉积主要由Ⅲ型胶原蛋白构成的细胞外基质(extracellular matrix,ECM),此时的ECM在组织修复过程中起着重要的结构支撑和调节作用,并最终在后续阶段从Ⅲ型胶原蛋白部分转变为Ⅰ型胶原蛋白[33-35]。一般而言,在增殖阶段之后,肌成纤维细胞通常会发生凋亡或恢复到静止的成纤维细胞状态[36]。但若炎症持续存在,则肌成纤维细胞将持续保持活化状态,导致胶原纤维产生并沉积的速度大于组织重塑所能适应的速度,从而导致组织纤维化。

(三)重塑阶段

在组织修复后期,Ⅰ型胶原蛋白合成开始占主导地位,逐步改善ECM的有序性。此外,成纤维细胞密度和合成活性逐渐降低,使得ECM沉积减缓以及Ⅲ型与Ⅰ型胶原纤维比例逐渐正常化[30]。这一阶段可能持续长达数年,但在正常生理状况下绝大部分损伤肌腱在此阶段无法完全恢复到原始肌腱的结构。相对于天然肌腱,重塑后的肌腱Ⅲ型与Ⅰ型胶原蛋白的比例增大,Ⅲ型胶原蛋白形成更小的原纤维,结构也更为紊乱,这也是肌腱瘢痕生物力学性能显著下降且易于再次损伤的主要原因[33,37-38]。

二、PRP 作用原理

PRP通过血小板中的α-颗粒脱颗粒作用,释放多种信号蛋白参与组织的愈合[39],其中含有胰岛素样生长因子(IGF)、血小板衍生生长因子(PDGF)、转化生长因子-β(TGF-β)、血管内皮生长因子(VEGF)、表皮生长因子(EGF)和血小板源性血管生成因子(PDAF)等[40],这些生长因子通过与膜受体结合,激活各种细胞内的信号转导通路诱导细胞内基因表达,如细胞增殖、基质形成、胶原蛋白合成等[41],同时能够发挥趋化作用,促进组织细胞的增殖、分化和血管生成。这在肌腱、肌肉、韧带、软骨和骨损伤的修复和再生过程中起着不可或缺的作用。如今许多实验研究[42]已经证实了PRP能够加速愈合的进程,特别在肌腱愈合的过程中,每种生长因子都在其中起特殊的作用[43]:PDGF能够促进白细胞发挥趋化作用,刺激成纤维细胞、平滑肌细胞、软骨细胞、成骨细胞和间充质干细胞的增殖,加速胶原蛋白的合成分泌;TGF同样能够促进成纤维细胞的增殖、细胞外基质的形成以及胶原蛋白的分泌;VEGF能够促进细胞生长、迁移,新生血管长入,以及增加血管细胞的抗凋亡作用;EGF能够促进细胞增殖、分化、血管再生,以及间充质细胞和上皮细胞分泌细胞因子。因此,血小板激活并释放的细胞因子是PRP发挥促愈合作用的关键所在。

第二节　临床研究

目前,PRP疗法越来越多地应用于各种急慢性肌腱病变的治疗中,并在缓解疼痛和改善功能障碍方面取得了较为积极的效果[44]。

一、肱骨外上髁炎

Mishra 等[45]设计了一项队列研究，选取 20 例均为物理治疗失败或者使用其他非手术治疗至少 3 个月的患者，对其中 15 例患者注射 PRP，另外 5 例作为对照组注射丁哌卡因，结果发现，随访第 8 周时，PRP 组对比对照组视觉模拟疼痛评分（VAS）显著降低，且在平均 25 个月时，VAS 评分改善率达 93%。其间，对照组有 3 例患者放弃试验，可能对结果造成了一定程度的影响。近期 Mishra 等[46]进行了一项 230 例的随机对照研究，同样采用 VAS 评分进行评估，12 周时 PRP 组与对照组并无差异，但在 24 周时 PRP 组疗效明显提高。Brkljac 等[47]对 34 例患者采用牛津肘关节评分（OES）进行平均为期 26 周的随访，发现 88.2% 的患者疼痛情况得到改善。Gautam 等[48]通过随机对照试验比较了 15 例 PRP 治疗与 15 例糖皮质激素治疗的患者，结果表明，PRP 组各项评分改善率均高于对照组，且在肌腱病变的生物愈合方面疗效显著。然而，Omar 等[49]发现 PRP 组和皮质醇组在 VAS 和 DASH 评分上并无显著差异。同样，Krogh 等[50]发现糖皮质激素组患者在治疗早期效果明显，在 3 个月时 PRP 组与糖皮质激素组并无明显差异。

二、髌腱炎

髌腱炎主要表现为膝关节前及髌骨下极处压痛。Kon 等[51]对 20 例"跳跃膝"患者进行了评估，患者接受每 15 d 一次的腱周 PRP 注射，共注射 3 次，PRP 中血小板浓度约为正常血清水平的 6 倍。随访 6 个月时，VAS 评分、健康调查简表（SF-36）、Tegner 膝关节运动评分均得到显著提升，患者疼痛症状和膝关节活动得到明显改善，且患者满意度高达80%。Vetrano 等[52]进行了一项随机对照试验，实验组采用 PRP 痛点注射，对照组采用体外冲击波疗法（ESWT），治疗 2 个月时两组并无明显差异，在第 6 个月、12 个月时 PRP 组各项评分均优于 ESWT 组，提示对于髌腱炎患者，PRP 较 ESWT 具有更好的中期疗效。Kaux 等[53]对 20 例髌腱炎患者进行单次 PRP 注射并同时进行标准化的康复锻炼，随访1 年发现 VAS 评分降低明显，同时膝关节评分（IKDC）和 VISA-P 评分提升显著。尽管该研究中加入了康复锻炼，但总体的治疗效果是显而易见的。Zayni 等[54]进行了一项研究，对 40 例患者注射 PRP，其中 20 例在 2 周后再次注射。结果发现，短时间内两次注射PRP 的患者 VAS 评分、VISA-P 评分和 Tegner 评分均比单次注射组的改善明显。

三、跟腱炎

跟腱炎是临床常见的一种运动系统疾病，往往是由在运动中腓肠肌和跟腱承受的压力过大造成腱内纤维发生慢性损伤造成的，而且由于损伤局部血供不足，愈合比较缓慢。Gaweda 等[55]在超声引导下对 14 例患者注射平均 3 mL 的 PRP，并进行为期 6 周、3 个月、6 个月及 18 个月的随访，结果显示，从第 6 周开始，所有患者美国矫形足踝协会评分（Amercian Orthopedic Foot and Ankle Society Score，AOFAS）和踝关节运动评分（VISA-A）开始出现显著的提高，18 个月时 AOFAS 从平均 55 分升到 96 分，VISA-A 评分从 24 分升到 96 分。同时超声影像学检查显示腱周组织趋于正常，肌腱厚度、血流信号均有所改善。Monto[56]采用类似的研究方法,发现治疗后24个月 AOFAS 从治疗前的平均34分提高至88分,且27例患者 MRI 或超声表现较前明显好转,提示 PRP 治疗慢性跟腱炎有效。Filardo 等[57]同样对难治性跟腱炎患者进行 PRP 治疗,共注射3次,间隔时间为2周,平均随访54.1个月,患者 VISA-A 评分、EQ-VAS 评分和 Tegner 评分均有明显提高,表明 PRP 对难治性跟腱炎具有较稳定的中期疗效。Guelfi 等[58]进行了一项回顾性研究,对83例跟腱炎患者进行 PRP 单次注射,在随访6个月时 VISA-A 评分较前提高43分,说明单次注射 PRP 对跟腱炎具有安全、显著的疗效。

四、肩袖损伤

在一项包含22名患者样本量的随机对照研究中,研究者发现在关节镜下肩袖修补术中使用自体富血小板血浆凝胶有助于切口愈合,术后3个月疼痛明显减轻,肩关节功能得到提高[59]。另一项包含12名患者样本量的前瞻性随机对照试验显示,PRP 治疗6个月后 MRI 结果出现改善,并能在早期术后阶段减轻疼痛[60]。同样,在一项包含9名患者样本量的初步研究随机对照试验中,研究者发现,肌腱内超声引导下 PRP 注射治疗可使肩袖损伤患者在疼痛、功能障碍以及 MRI 影像学表现上得到改善[61]。除此之外,相较于运动训练和超声引导下干针疗法,标准离心运动训练综合超声引导下 PRP 注射及干针疗法可加速肩袖损伤的恢复[62]。

第三节　典型案例分析

案例一

【病史简介】

患者女,55岁,于2年前无明显诱因出现右足底疼痛、活动受限,于2021年3月及7月在医院门诊行足底筋膜炎彩超引导下小针刀松解术,小针刀治疗后症状缓解。近2个月来症状明显加重,为求治疗,今来院就诊。

专科检查:患者拄拐跛行进入病房,右足跟底部、足背外侧疼痛,晨起酸痛严重,稍作活动后症状减轻,行走时疼痛加重,上下坡时足踝无力。局部压痛存在,无明显叩击痛,足弓轻度塌陷,足内外翻功能正常,踝关节屈伸活动正常,提踵试验阴性。足背及胫后动脉搏动可触及,各趾血运、感觉、活动可。

【诊断】

右足底筋膜炎。

【病情分析】

患者55岁,中年女性,从事护理工作,长期熬夜及久站,导致肝肾亏虚,此为足底筋膜炎长期迁延难愈的主要原因之一。患者55岁,处于更年期前后,内分泌失调导致的骨质疏松亦是原因之一。

【治疗方案及随访】

采用彩超引导下足底筋膜 PRP 注射治疗,注射周期为 1 周 1 次,每次均注射在肌腱表面,一次注射 3 mL,一共注射 4 次。配合积极康复锻炼及口服医院内部中药制剂促进足底筋膜炎恢复。每次治疗图见图 10-1 ~ 图 10-4。

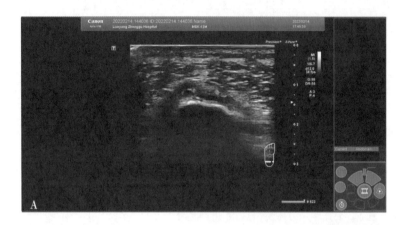

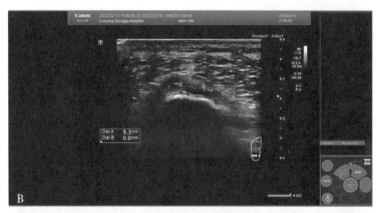

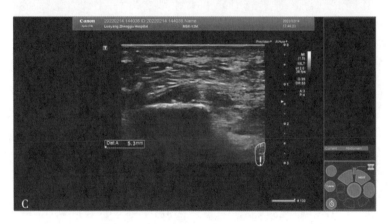

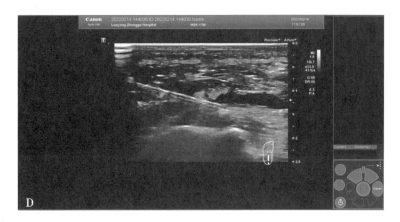

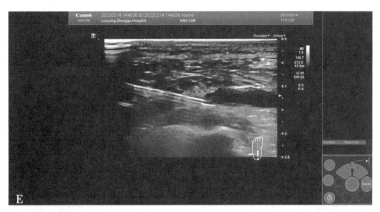

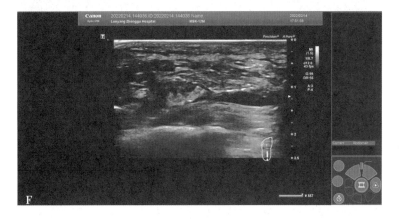

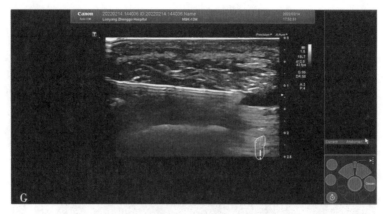

A. 超声定位足底筋膜病变部位;B. 注射针头在超声引导下进入病变浅表定位;C. 注射针头精准定位到病变部位;D. 开始部分注射 PRP;E. 基本全部注射完 PRP;F. 拔出注射针头;G. 观察足底筋膜炎症病变区域 PRP 扩渗情况。

图 10-1　第一次治疗

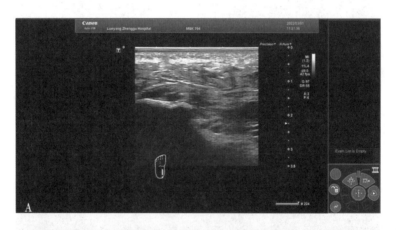

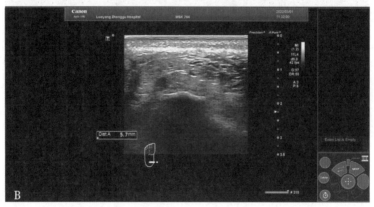

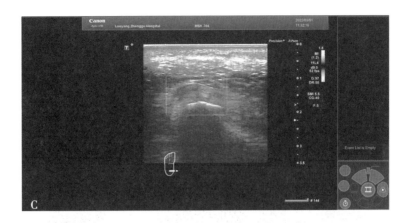

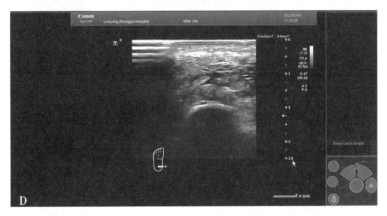

A.超声下明确病变部位;B.超声引导下注射针头精准定位病变部位;C.注射 PRP;D.超声判断 PRP 注射后局部扩渗情况。

图 10-2　第二次治疗

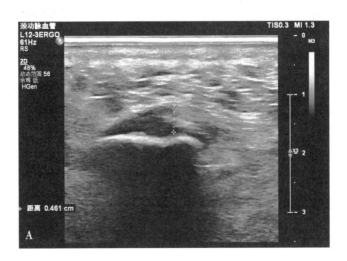

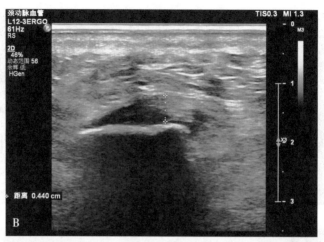

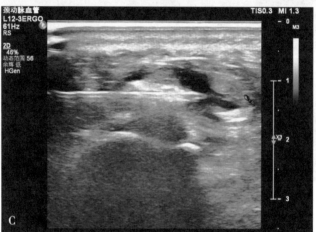

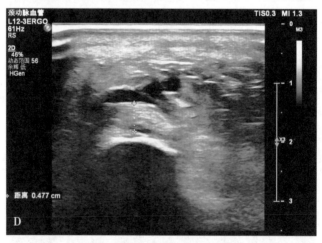

A. 超声定位病变部位，与第一次治疗前比较局部炎症减轻；
B. 超声引导下注射针头精准定位病变部位；C. 注射 PRP；D. 超声判断 PRP 在病变部位的扩渗情况。

图 10-3　第三次治疗

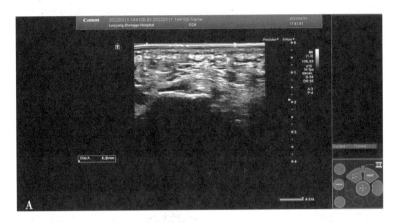

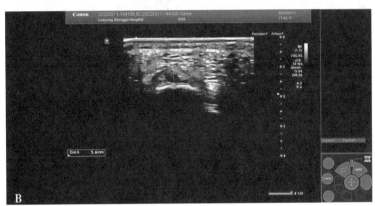

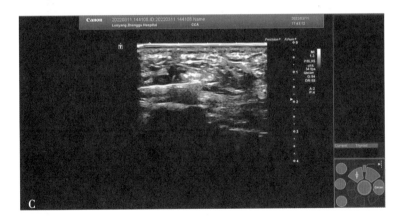

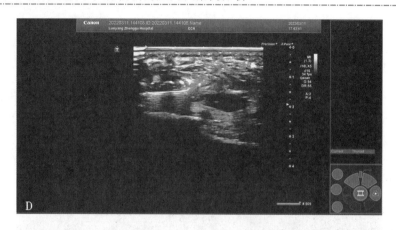

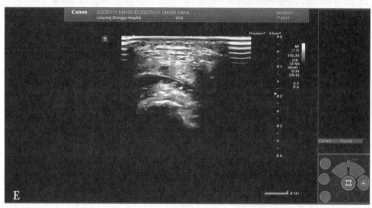

A. 超声定位病变部位;B. 超声引导下注射针头精准定位病变部位;C. 部分
注射 PRP;D. PRP 全部注射完毕;E. 超声判断 PRP 在病变部位的扩渗情况。

图 10-4　第四次治疗

【随访】

患者住院 25 d 左右好转出院。出院 1 个月后随访,疼痛感基本消失,有轻微肿胀感;出院 3 个月后随访,久站及活动量过大时,时有肿胀感,日常生活中疼痛感不甚。

案例二

【病史简介】

患者女,50 岁,自诉 12 个月前出现右肩关节疼痛、活动受限等症状,去当地诊所行推拿治疗,对症处理后症状改善不明显,仍遗留右肩关节疼痛不适。2 周前感上述症状较前加重,现为求系统治疗,遂来院就诊。

专科检查:患者步入病房,右肩关节三角肌及肩胛下肌压痛,Jobe 试验(空罐试验)(＋)、Speed 征(肱头肌试验)(＋)、肩峰撞击试验(＋)、压腹试验(＋-)、Lift-off 试验(抬离试验)(＋-)、疼痛弧试验(＋),上肢末梢血运、感觉及运动正常。

【诊断】

肩袖损伤;肩关节粘连;肱二头肌腱炎。

【病情分析】

患者50岁,中年女性,从事高中教师工作,时常板书,十分爱好羽毛球运动,在一次羽毛球运动中不慎受伤,并未予以重视。后疼痛迁延难愈,制动休息后未缓解,误以为是"五十肩""冻结肩",又曾在小区健身器材处自己活动,疼痛加剧,遂在朋友建议下来院就诊。

【治疗方案及随访】

采用彩超引导下冈上肌PRP注射治疗,注射周期为1周1次,每次均注射在肌腱表面,一次注射5 mL,一共注射3次。配合积极康复锻炼及口服医院内部中药制剂促进肩袖损伤恢复。每次治疗图见图10-5～图10-7。

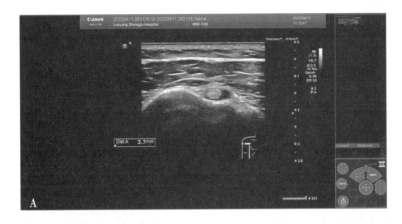

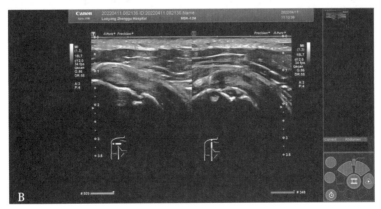

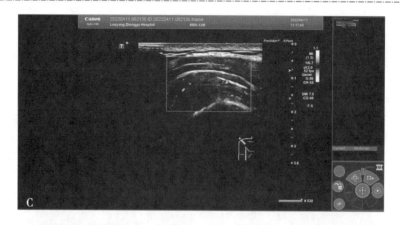

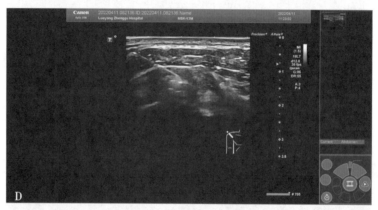

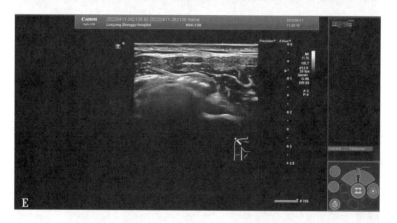

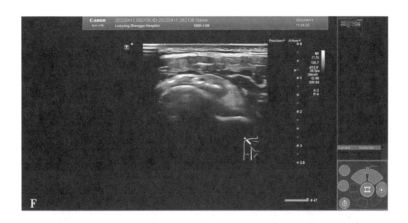

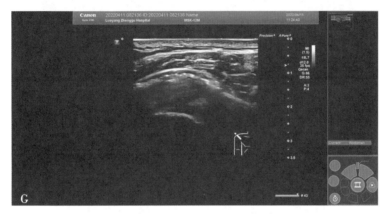

A. 超声定位右肩部病变部位；B. 与左侧比较明确病变情况；C. 超声引导下将注射针头穿刺定位于病变部位；D. 超声引导下调整注射针头位置；E. 部分注射PRP；F. PRP 全部注射完毕；G. 拔出注射针头后观察 PRP 扩渗情况。

图 10-5　第一次治疗

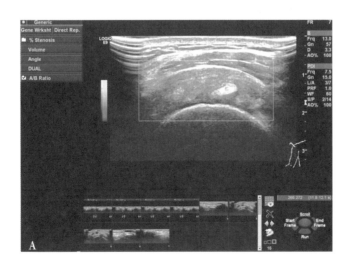

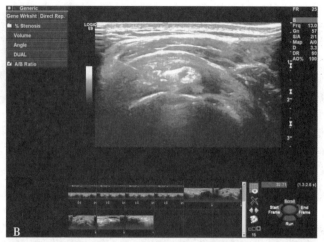

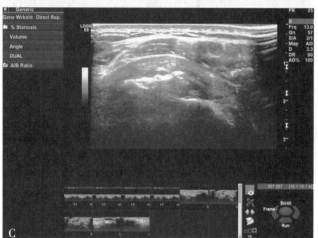

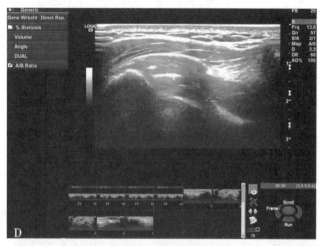

A. 超声明确右肩部病变部位；B. 超声引导下注射针头精准定位病变部位；C. PRP 全部注射完毕；D. 拔出注射针头后观察 PRP 扩渗情况。

图 10-6　第二次治疗

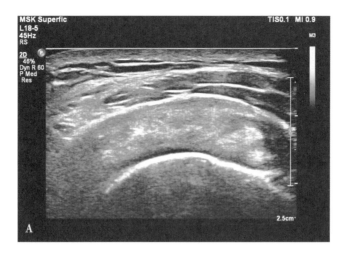

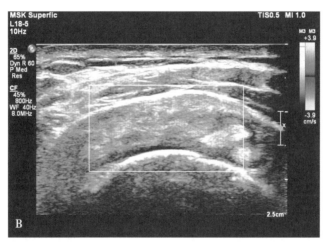

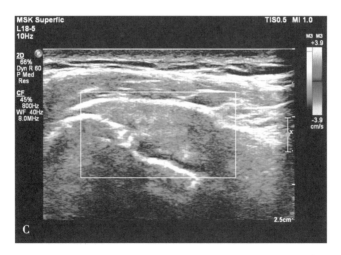

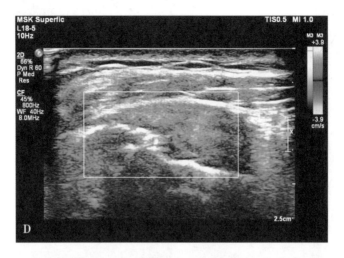

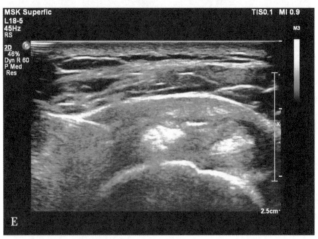

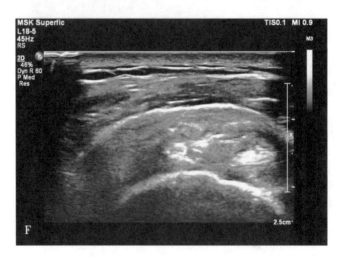

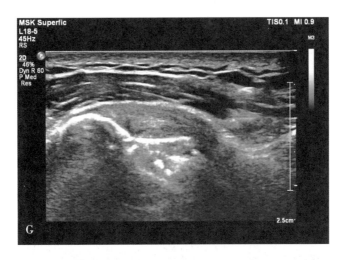

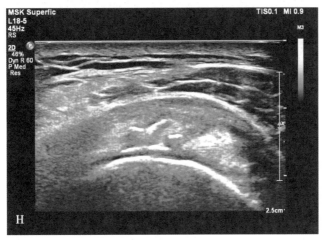

A～C.超声明确病变部位,并与治疗前比较证实病变缓解;
D、E.超声引导下注射PRP;F～H.全部注射完PRP后观察PRP在病
变部位扩渗情况。

图10-7　第三次治疗

【随访】

1. PRP治疗1个月后复查彩超　右肩关节及周围软组织扫查:右肩关节肱二头肌长头腱周围可探及少量积液,较深处约2.0 mm。右肩冈上肌腱稍厚,回声欠均匀,大结节附着处关节面部分腱体变薄,回声不均匀,其深方肱骨大结节骨质不规则。余肩袖诸肌腱显示清晰,连续性存在,未见明显撕裂。右肩峰-三角肌下滑囊增厚,其内可探及滑膜增生,较厚处约1.4 mm,未探及明显积液。右肩腋下关节囊增厚,较厚处约3.8 mm。SMI:增生的滑膜上未探及明显血流信号。

检查结论:右肩冈上肌腱异常所见,考虑损伤恢复期。

2. PRP治疗3个月后复查彩超　右肩关节及周围软组织扫查:右肩关节肱二头肌长头腱显示清晰,连续性存在,未探及明显撕裂,腱周未探及明显积液。右肩冈上肌腱未见明显增厚,腱体回声不均匀,局部可见瘢痕样低回声,局部腱纤维显示不清晰,余肩袖诸肌腱显示尚清晰,连续性存在,未见明显撕裂。右肩峰-三角肌下滑囊未探及明显积液。右肩肱骨大结节表面局部骨质不规则。双侧对比扫查,右肩腋下关节囊增厚,较厚处约4.0 mm(左侧对应部位厚约1.1 mm)(图10-8)。

检查结论:右肩腋下关节囊增厚,考虑粘连性关节囊炎。

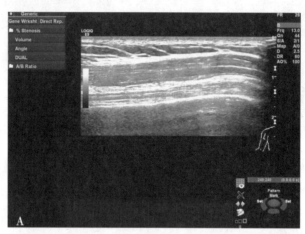

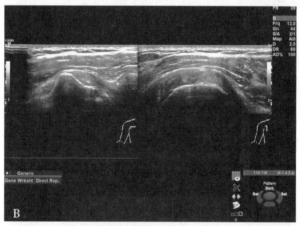

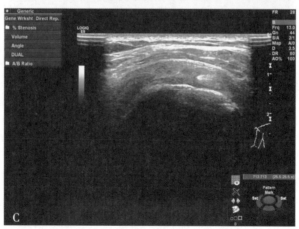

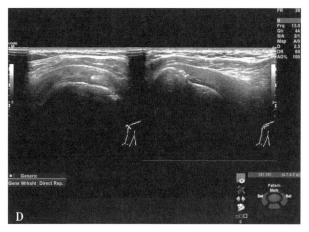

A、B.治疗后 1 个月复查,右肩关节肱二头肌长头腱周围存在少量积液;C、D.治疗后 3 个月复查,右肩关节肱二头肌长头腱显示清晰,腱周未探及积液,双侧对比,右肩腋下关节囊增厚。

图 10-8　PRP 治疗 1 个月、3 个月后复查

讨　论

PRP 疗法作为增强组织修复和再生的一种潜在方法,越来越多地被应用于治疗软组织疾病损伤[63-67]:粘连性肩关节滑囊炎/肩周炎、肩袖损伤、肱骨外上髁炎、髌腱炎、跟腱炎、跖筋膜炎、腱鞘炎等。PRP 含有大量促进组织愈合的生长因子和细胞因子,其中,VEGF 可促进周围组织血管生成并重建血供,EGF、FGF、IGF-1 则对细胞增殖、迁移和分化等起着重要作用,可促进肌肉组织再生、肌腱愈合并减轻炎症。因而,PRP 可作为肌筋膜炎与肌腱损伤治疗的辅助方法,具有修复损伤、控制疼痛、恢复肢体功能等作用[68-69]。

对于 PRP 治疗肌腱末端病的注射方式及程度,Meta 分析显示,通常是在超声引导下将 PRP 均匀地注射在肌腱表面[70],可以显著改善肌腱末端病的预后。但 PRP 治疗肌筋膜炎或肌腱损伤的最佳的血小板浓度与用量、注射方式、治疗时机以及不良反应等还需要更多更深入的研究探索。如何规范治疗肌腱末端病仍缺乏"金标准",但获得较好的临床疗效及无效的研究均有报道,总结其中的主要原因:第一,目前大多数临床研究都有以下共同缺陷,如随防时间太短,缺乏标准对照以及大样本、更高质量的临床随机对照研究,因此,明确 PRP 治疗的确切效果需要更加严谨的基础科学研究。第二,对于 PRP 的制备方法、特性(血小板、白细胞和红细胞的含量、体积)、注射技术以及注射后的治疗方案尚无统一的标准。事实上,目前国内外的制备技术参差不齐,而最终制备出的 PRP 的成分很大程度上取决于制备方法及激活途径。不同的技术水平制备出的血小板体积、浓度有所不同,从而影响疗效。因此,需建立一套高效稳定的制备方法,如此才能为其应用于研究与临床提供可靠的质量保证。第三,用于治疗肌腱末端病的 PRP 因其是自体来源,故同样存在个体差异,而在这一方面却很少有学者关注,因此,这些差异是否会对 PRP 造成影响,是否会影响对肌腱末端病的疗效,仍然有很大的研究空间。第四,对于

PRP 的安全性仍需要进行评估,目前副作用时有出现,较严重的副作用为感染和过敏反应,较常见的为进针侧的持续性疼痛,且通常相比糖皮质激素注射时疼痛更加明显,这些因素是否会对实验的结果判定造成一定的影响误差,仍需要进一步的研究。

参考文献

[1]GALATZ L M,GERSTENFELD L,HEBER-KATZ E,et al. Tendon regeneration and scar formation:the concept of scarless healing[J]. J Orthop Res,2015,33(6):823-831.

[2]MIYASHITA H,OCHI M,IKUTA Y. Histological and biomechanical observations of the rabbit patellar tendon after removal of its central one-third[J]. Arch Orthop Trauma Surg,1997,116(8):454-462.

[3]FRANKEWYCZ B,PENZ A,WEBER J,et al. Achilles tendon elastic properties remain decreased in long term after rupture[J]. Knee Surg Sports Traumatol Arthrosc,2018,26(7):2080-2087.

[4]TASHJIAN R Z. Epidemiology,natural history,and indications for treatment of rotator cuff tears[J]. Clin Sports Med,2012,31(4):589-604.

[5]THOMOPOULOS S,PARKS W C,RIFKIN D B,et al. Mechanisms of tendon injury and repair[J]. J Orthop Res,2015,33(6):832-839.

[6]JARVINEN T A,KANNUS P,MAFFULLI N,et al. Achilles tendon disorders:etiology and epidemiology[J]. Foot Ankle Clin,2005,10(2):255-266.

[7]YANG Y,LU H,QU J. Tendon pathology in hypercholesterolaemia patients:epidemiology,pathogenesis and management[J]. J Orthop Translat,2019,16:14-22.

[8]BARKER A R,ROSSON G D,DELLON A L. Wound healing in denervated tissue[J]. Ann Plast Surg,2006,57(3):339-342.

[9]BUTLER D L,JUNCOSA N,DRESSLER M R. Functional efficacy of tendon repair processes[J]. Annu Rev Biomed Eng,2004,6:303-329.

[10]KROGH T P,BARTELS E M,ELLINGSEN T,et al. Comparative effectiveness of injection therapies in lateral epicondylitis:a systematic review and network meta-analysis of randomized controlled trials[J]. Am J Sports Med,2013,41(6):1435-1446.

[11]MALANGA G,NAKAMURA R. The role of regenerative medicine in the treatment of sports injuries[J]. Phys Med Rehabil Clin N Am,2014,25(4):881-895.

[12]BASDELIOGLU K,MERIC G,SARGIN S,et al. The effect of platelet-rich plasma on fracture healing in long-bone pseudoarthrosis[J]. Eur J Orthop Surg Traumatol,2020,30(8):1481-1486.

[13]LYU F J,CUI H,PAN H,et al. Painful intervertebral disc degeneration and inflammation:from laboratory evidence to clinical interventions[J]. Bone Res,2021,9(1):7.

［14］LITWINIUK M,KREJNER A,Speyrer M S,et al. Hyaluronic acid in inflammation and tissue regeneration［J］. Wounds,2016,28(3):78−88.

［15］ALSOUSOU J,ALI A,WILLETT K,et al. The role of platelet−rich plasma in tissue regeneration［J］. Platelets,2013,24(3):173−182.

［16］ALVES R,GRIMALT R. A review of platelet−rich plasma:history,biology,mechanism of action,and classification［J］. Skin Appendage Disord,2018,4(1):18−24.

［17］YUAN T,GUO S C,HAN P,et al. Applications of leukocyte−and platelet−rich plasma (L−PRP) in trauma surgery［J］. Curr Pharm Biotechnol,2012,13(7):1173−1184.

［18］YUAN T,ZHANG C Q,WANG J H. Augmenting tendon and ligament repair with platelet−rich plasma (PRP)［J］. Muscles Ligaments Tendons J,2013,3(3):139−149.

［19］ANITUA E,SANCHEZ M,NURDEN A T,et al. New insights into and novel applications for platelet−rich fibrin therapies［J］. Trends Biotechnol,2006,24(5):227−234.

［20］YUNG Y L,FU S C,CHEUK Y C,et al. Optimisation of platelet concentrates therapy:composition,localisation,and duration of action［J］. Asia Pac J Sports Med Arthrosc Rehabil Technol,2017,7:27−36.

［21］WATTS A C,MORGAN B W,BIRCH A,et al. Comparing leukocyte−rich platelet−rich plasma injection with surgical intervention for the management of refractory tennis elbow. A prospective randomised trial［J］. Shoulder Elbow,2020,12(1):46−53.

［22］MUTHU S,PATEL S,SELVARAJ P,et al. Comparative analysis of leucocyte poor vs leucocyte rich platelet−rich plasma in the management of lateral epicondylitis:systematic review & meta − analysis of randomised controlled trials［J］. J Clin Orthop Trauma,2021,19:96−107.

［23］EVANS J P,MAFFULLI N,SMITH C,et al. Even experts cannot agree on the optimal use of platelet−rich plasma in lateral elbow tendinopathy:an international Delphi study［J］. J Orthop Traumatol,2021,22(1):47.

［24］KARJALAINEN T,RICHARDS B,BUCHBINDER R. Platelet−rich plasma injection for tennis elbow:did it ever work?［J］. BMJ Open Sport Exerc Med,2022,8(1):e1258.

［25］NIEMIEC P,SZYLUK K,JAROSZ A,et al. Effectiveness of platelet−rich plasma for lateral epicondylitis:a systematic review and meta−analysis based on achievement of minimal clinically important difference［J］. Orthop J Sports Med,2022,10(4):951691976.

［26］MAUTNER K,MALANGA G A,SMITH J,et al. A call for a standard classification system for future biologic research:the rationale for new PRP nomenclature［J］. PM R,2015,7 (4 Suppl):S53−S59.

［27］KEMP J A,OLSON M A,TAO M A,et al. Platelet−rich plasma versus corticosteroid injection for the treatment of lateral epicondylitis:a systematic review of systematic reviews［J］. Int J Sports Phys Ther,2021,16(3):597−605.

［28］HARDY R,TORI A,FUCHS H,et al. To improve pain and function,platelet-rich plasma injections may be an alternative to surgery for treating lateral epicondylitis:a systematic review［J］. Arthroscopy,2021,37(11):3360-3367.

［29］CHEN X T,FANG W,JONES I A,et al. The efficacy of platelet-rich plasma for improving pain and function in lateral epicondylitis:a systematic review and meta-analysis with risk-of-bias assessment［J］. Arthroscopy,2021,37(9):2937-2952.

［30］YANG G,ROTHRAUFF B B,TUAN R S. Tendon and ligament regeneration and repair:clinical relevance and developmental paradigm［J］. Birth Defects Res C Embryo Today,2013,99(3):203-222.

［31］MARSOLAIS D,COTE C H,FRENETTE J. Neutrophils and macrophages accumulate sequentially following Achilles tendon injury［J］. J Orthop Res,2001,19(6):1203-1209.

［32］TODD N W,LUZINA I G,ATAMAS S P. Molecular and cellular mechanisms of pulmonary fibrosis［J］. Fibrogenesis Tissue Repair,2012,5(1):11.

［33］MAFFULLI N,EWEN S W,WATERSTON S W,et al. Tenocytes from ruptured and tendinopathic achilles tendons produce greater quantities of type Ⅲ collagen than tenocytes from normal achilles tendons. An in vitro model of human tendon healing［J］. Am J Sports Med,2000,28(4):499-505.

［34］ANDARAWIS-PURI N,FLATOW E L. Promoting effective tendon healing and remodeling［J］. J Orthop Res,2018,36(12):3115-3124.

［35］WANG Y,HE G,TANG H,et al. Aspirin inhibits inflammation and scar formation in the injury tendon healing through regulating JNK/STAT-3 signalling pathway［J］. Cell Prolif,2019,52(4):e12650.

［36］BEST K T,NICHOLS A,KNAPP E,et al. NF-kappa B activation persists into the remodeling phase of tendon healing and promotes myofibroblast survival［J］. Sci Signal,2020,13(658):eabb 7209.

［37］WANG J H. Mechanobiology of tendon［J］. J Biomech,2006,39(9):1563-1582.

［38］KJAER M. Role of extracellular matrix in adaptation of tendon and skeletal muscle to mechanical loading［J］. Physiol Rev,2004,84(2):649-698.

［39］NURDEN A T,NURDEN P,SANCHEZ M,et al. Platelets and wound healing［J］. Front Biosci,2008,13:3532-3548.

［40］DE PASCALE M R,SOMMESE L,CASAMASSIMI A,et al. Platelet derivatives in regenerative medicine:an update［J］. Transfus Med Rev,2015,29(1):52-61.

［41］BRASS L. Understanding and evaluating platelet function［J］. Hematology Am Soc Hematol Educ Program,2010,2010:387-396.

［42］TAYLOR D W,PETRERA M,HENDRY M,et al. A systematic review of the use of platelet-rich plasma in sports medicine as a new treatment for tendon and ligament injuries[J]. Clin J Sport Med,2011,21(4):344-352.

[43]WANG S Z,RUI Y F,TAN Q,et al. Enhancing intervertebral disc repair and regeneration through biology: platelet - rich plasma as an alternative strategy[J]. Arthritis Res Ther,2013,15(5):220.

[44]ANDIA I,LATORRE P M,GOMEZ M C,et al. Platelet-rich plasma in the conservative treatment of painful tendinopathy: a systematic review and meta - analysis of con-trolled studies[J]. Br Med Bull,2014,110(1):99-115.

[45]MISHRA A,PAVELKO T. Treatment of chronic elbow tendinosis with buffered platelet-rich plasma[J]. Am J Sports Med,2006,34(11):1774-1778.

[46]MISHRA A K,SKREPNIK N V,EDWARDS S G,et al. Efficacy of platelet-rich plasma for chronic tennis elbow:a double-blind,prospective,multicenter,randomized controlled trial of 230 patients[J]. Am J Sports Med,2014,42(2):463-471.

[47]BRKLJAC M,KUMAR S,KALLOO D,et al. The effect of platelet-rich plasma injection on lateral epicondylitis following failed conservative management[J]. J Orthop,2015,12(Suppl 2):S166-S170.

[48]GAUTAM V K,VERMA S,BATRA S,et al. Platelet-rich plasma versus corticosteroid in-jection for recalcitrant lateral epicondylitis:clinical and ultrasonographic evaluation[J]. J Orthop Surg(Hong Kong),2015,23(1):1-5.

[49]OMAR A S,IBRAHIM M E,AHMED A S,et al. Local injection of autologous platelet rich plasma and corticosteroid in treatment of lateral epicondylitis and plantar fasciitis:ran-domized clinical trial[J]. Egypt Rheumatol,2012,34(2):43-49.

[50]KROGH T P,FREDBERG U,STENGAARD-PEDERSEN K,et al. Treatment of lateral epicondylitis with platelet-rich plasma,glucocorticoid,or saline:a randomized,double-blind,placebo-controlled trial[J]. Am J Sports Med,2013,41(3):625-635.

[51]KON E,FILARDO G,DELCOGLIANO M,et al. Platelet-rich plasma:new clinical appli-cation:a pilot study for treatment of jumper's knee[J]. Injury,2009,40(6):598-603.

[52]VETRANO M,CASTORINA A,VULPIANI M C,et al. Platelet-rich plasma versus fo-cused shock waves in the treatment of jumper's knee in athletes[J]. Am J Sports Med,2013,41(4):795-803.

[53]KAUX J F,BRUYERE O,CROISIER J L,et al. One-year follow-up of platelet-rich plas-ma infiltration to treat chronic proximal patellar tendinopathies[J]. Acta Orthop Belg,2015,81(2):251-256.

[54]ZAYNI R,THAUNAT M,FAYARD J M,et al. Platelet - rich plasma as a treatment for chronic patellar tendinopathy: comparison of a single versus two consecutive injections[J]. Muscles Ligaments Tendons J,2015,5(2):92-98.

[55]GAWEDA K,TARCZYNSKA M,KRZYZANOWSKI W. Treatment of Achilles tendinopa-

thy with platelet-rich plasma[J]. INT J Sports Med,2010,31(8):577-583.

[56]MONTO R R. Platelet rich plasma treatment for chronic Achilles tendinosis[J]. Foot Ankle Int,2012,33(5):379-385.

[57]FILARDO G,KON E,DI MATTEO B,et al. Platelet-rich plasma injections for the treatment of refractory Achilles tendinopathy:results at 4 years[J]. Blood Transfus,2014,12(4):533-540.

[58]GUELFI M,PANTALONE A,VANNI D,et al. Long-term beneficial effects of platelet-rich plasma for non-insertional Achilles tendinopathy[J]. Foot Ankle Surg,2015,21(3):178-181.

[59]MOSHIRI A,ORYAN A,MEIMANDI-PARIZI A,et al. Effectiveness of xenogenous-based bovine-derived platelet gel embedded within a three-dimensional collagen implant on the healing and regeneration of the Achilles tendon defect in rabbits[J]. Expert Opin Biol Ther,2014,14(8):1065-1089.

[60]BARBOSA D,DE SOUZA R A,DE CARVALHO W R,et al. Low-level laser therapy combined with platelet-rich plasma on the healing calcaneal tendon:a histological study in a rat model[J]. Lasers Med Sci,2013,28(6):1489-1494.

[61]DE VOS R J,WEIR A,VAN SCHIE H T,et al. Platelet-rich plasma injection for chronic Achilles tendinopathy:a randomized controlled trial[J]. JAMA,2010,303(2):144-149.

[62]DE JONGE S,DE VOS R J,WEIR A,et al. One-year follow-up of platelet-rich plasma treatment in chronic Achilles tendinopathy:a double-blind randomized placebo-controlled trial[J]. Am J Sports Med,2011,39(8):1623-1629.

[63]CHEN X T,JONES I A,PARK C,et al. Use of platelet-rich plasma for the improvement of pain and function in rotator cuff tears:response[J]. Am J Sports Med,2020,48(6):NP39-NP41.

[64]CHEN X,JONES I A,PARK C,et al. The efficacy of platelet-rich plasma on tendon and ligament healing:a systematic review and meta-analysis with bias assessment[J]. Am J Sports Med,2018,46(8):2020-2032.

[65]TAHRIRIAN M A,MOEZI M,MOTIFIFARD M,et al. Ultrasound guided platelet-rich plasma injection for the treatment of rotator cuff tendinopathy[J]. Adv Biomed Res,2016,5:200.

[66]DUPLEY L,CHARALAMBOUS C P. Platelet-rich plasma injections as a treatment for refractory patellar tendinosis:a meta-analysis of randomised trials[J]. Knee Surg Relat Res,2017,29(3):165-171.

[67]ANDRIOLO L,ALTAMURA S A,REALE D,et al. Nonsurgical treatments of patellar tendinopathy:multiple injections of platelet-rich plasma are a suitable option:a systematic

review and meta-analysis[J]. Am J Sports Med,2019,47(4):1001-1018.

[68]HURLEY E T,HANNON C P,PAUZENBERGER L,et al. Nonoperative treatment of rotator cuff disease with platelet-rich plasma:a systematic review of randomized controlled trials[J]. Arthroscopy,2019,35(5):1584-1591.

[69]SNOW M,HUSSAIN F,PAGKALOS J,et al. The effect of delayed injection of leukocyte-rich platelet-rich plasma following rotator cuff repair on patient function:a randomized double-blind controlled trial[J]. Arthroscopy,2020,36(3):648-657.

[70]WANG J H,NIRMALA X. Application of tendon stem/progenitor cells and platelet-rich plasma to treat tendon injuries[J]. Oper Tech Orthop,2016,26(2):68-72.

第十一章

原位组织再生技术在其他专业的应用

再生医学是利用生命科学、材料学、计算机科学和工程学等学科的原理与方法,研究和开发用于替代、修复或再生人体各种组织器官的科学。其主要内容包括组织工程、干细胞移植、基因治疗三方面,主要实施途径为细胞移植、植入人工生物组织及干细胞激活诱导组织再生[1]。体外活体组织再生与原位组织再生是再生医学的两种形式,其中原位组织再生技术利用人体固有再生潜力,避免体外细胞操作,从而避免了污染、疾病传播及免疫排斥等相关风险,为临床所青睐。

原位组织再生技术除了在骨科相关疾病的治疗中发挥着积极作用之外,在整形美容外科、口腔科、眼科、内分泌科等疾病的治疗中也得到了广泛的应用。

一、整形美容外科

在整形美容外科领域,以骨髓间充质干细胞(bone marrow stem cells,BMSCs)及脂肪干细胞(adipose-derived stem cells,ADSCs)为代表的具有多项分化潜能的干细胞被应用于瘢痕修复、脱发再生、自身免疫性皮肤病的治疗以及面部塑形与年轻化。富血小板血浆(platelet-rich plasma,PRP)也因其可释放多种生长因子和细胞因子,能促进受损组织或器官修复而应用于创面愈合、皮肤再生、脱发和瘢痕的治疗。体外研究证实,人骨髓间充质干细胞(hBMSCs)条件培养基可以通过旁分泌的方式发挥抗瘢痕的作用[2-5]。Fang 等[6]发现 hBMSCs 条件培养基能抑制增生性瘢痕成纤维细胞(hypertrophic scar fibroblasts,HSFs)和瘢痕疙瘩成纤维细胞(keloid fibroblasts,KFs)的增殖、迁移,但不诱导细胞凋亡,正常培养基对 HSFs 或 KFs 的增殖及迁移则没有抑制作用。该研究还表明,hBMSCs 条件培养基显著降低了结缔组织生长因子、转化生长因子-β1 及转化生长因子-β2 等纤维化基因的表达,却增强了转化生长因子-β3 和核心蛋白聚糖等抗纤维化基因的表达。Chai 等[7]的研究则表明 ADSCs 培养基能够通过 P38/MAPK 信号通路降低 I 型胶原、Ⅲ 型胶原及 α-平滑肌肌动蛋白的表达,从而起到减少胶原沉积和瘢痕形成的作用。在临床应用方面,Ibrahim 等[2]利用自体 BMSCs 治疗 14 例中、重度萎缩性痤疮瘢痕患者,经过 6 个月的治疗与观察发现所有类型的瘢痕都有显著改善,且所有患者均未出现明显的不良反应。Klinger[8]与 Pallua 等[9]则在临床中证实了自体脂肪组织移植对面部皮肤瘢痕的良好治疗效果及其安全性。PRP 治疗各种类型的瘢痕、斑秃及脱发等已有大量的临床报道。

Nita 等[10]从 2008 年到 2013 年,采用 PRP、脂肪移植联合激光治疗的方法对 64 例身体不同部位的萎缩性和收缩性瘢痕患者进行干预,发现激光和 PRP 可以提高脂肪移植物成活率,两者结合可以有效改善瘢痕外观。Asif 等[11]采用 PRP 联合微针穿刺的方法对 50 例 17~32 岁萎缩性痤疮瘢痕患者进行干预,发现其疗效优于微针结合蒸馏水组。PRP 还能够有效刺激毛囊及其周围血管生成从而促进毛发生长。Trink 等[12]将 45 例斑秃患者随机分为两组,分别在其一半头皮上行 PRP、曲安奈德(TrA)或安慰剂病灶内注射治疗,另一半则没有接受治疗。每个患者给予 3 次治疗,间隔 1 个月。结果发现病灶内注射 PRP 相较于曲安奈德及安慰剂能够显著增加毛发再生。

二、口腔科

口腔再生医学主要应用于口腔颌面部的炎症、外伤、肿瘤等所引起的牙髓疾病、牙周疾病、颌面部骨及软组织缺失等,涉及牙体牙髓科、牙周科、种植修复科及颌面外科等多个学科。BMSCs、ADSCs 及牙周膜干细胞(periodontal ligament stem cells,PDLSCs)等作为种子细胞以单独或与 PRP 及支架材料相结合的形式被应用于口腔再生医学领域,以解决种植体周围骨缺损、牙周组织再生及牙槽骨缺失等问题[13-14]。PRP 被证实可以促进牙髓再生、牙周伤口修复,还可以减少因牙齿脱位产生的术后疼痛和不适感,并且可以避免骨髓炎的发生[15-16]。Mrozik 等[17]将绵羊自体 PDLSCs 接种于明胶海绵并填充于颊侧牙槽骨 10 mm 的骨缺损处,4 周后组织学观察见大量新生骨组织形成、牙骨质再生明显,且新生的沙比纤维较对照组更厚、更有序。Park 等[18]在犬下颌前磨牙和磨牙拔除后植入种植体,并制造出种植体周围炎现象,发现 PDLSCs 与羟基磷灰石结合可促进种植体周围新骨显著生成,在种植体周围炎导致的骨缺损区也重新获得骨再生。Marei 等[19]将山羊切牙拔除后,即刻植入包裹单纯支架材料的种植体及包裹复合 BMSCs 支架材料的种植体,发现两组均存在有类似牙周膜样结缔组织纤维自拔牙窝的骨壁向种植体表面延伸,但 1 个月后单纯支架材料组仅存在骨结合,而复合 BMSCs 组的种植体表面则存在牙骨质、牙周膜样组织及骨组织。因此得出在新鲜的拔牙窝内存在的牙周膜细胞是形成牙周膜样纤维结缔组织的主要原因,而 BMSCs 的应用可促进骨质、牙周膜样组织形成的结论。Tobita 等[20]在犬的牙周缺失模型中注入 ADSCs 和 PRP 混合物,2 个月后成功生成了包括牙周膜、牙骨质和牙槽骨在内的完整的牙周结构。临床研究方面,Prataap 等[21]通过对 150 例患者进行随机对照观察发现,PRP 植入可显著缩短下颌磨牙拔除术后软组织愈合时间、减轻术后疼痛、降低拔牙窝内牙槽骨炎的发生率;Kulakov 等[22]对 8 例因为牙槽骨严重缺损而不能进行种植治疗的患者进行了研究,将患者自身 ADSCs 与 PRP 及 Biomatrix 支架材料组成的组织工程复合物植入患者牙槽,结果发现牙槽骨高度和宽度均明显增加,并且在相应的区域顺利完成了牙种植体植入。

三、眼　科

在眼科领域,由于 PRP 所含有的大量生长因子及细胞因子对角膜结膜损伤有很好的促进愈合作用,因此其对角膜炎、角膜溃疡、角膜上皮缺损、角膜碱烧伤等角膜损伤类疾病有良好的治疗作用;PRP还能明显改善眼干燥症患者症状,改善继发于严重眼干燥症的泪管功能,提高眼部染色力;PRP注射对眼表烧伤及特发性黄斑裂孔的辅助治疗也有积极作用[23]。Tanidir等[24]观察了眼结膜下富血小板血浆(PRP)注射对家兔角膜上皮创面愈合的影响,发现与空白对照组及PRP结合抗生素治疗组相比,接受单纯PRP注射治疗组的家兔角膜有稳定的成纤维细胞迁移,上皮再生更快、炎症更少,其上皮缺损愈合情况显著优于对照组。Kim等[25]对自体PRP与抗血清(antiserum,AS)中含有生长因子的浓度进行了比较,并且对其治疗持续性角膜上皮缺损(PED)的临床疗效进行了对比研究,发现PRP中表皮生长因子的浓度显著大于AS组,PRP治疗感染后炎症引起的持续性角膜上皮缺损组角膜上皮愈合率明显优于AS组。Koulikovska等[26]研究发现PRP可以抑制大鼠角膜切口创面的间质细胞凋亡与Smad3激活,促进创面处成纤维细胞比例增加,从而有利于角膜创面愈合。王新法等[27]通过实验研究发现PRP能明显促进体外培养猫角膜内皮细胞增殖,而足够数量的健康角膜内皮细胞对维持角膜的功能非常重要。在临床研究方面,Panda等[28]通过对20例Ⅲ~Ⅴ级化学损伤的眼疾患者进行临床观察,发现PRP能够促使眼表上皮快速再生从而促进创面修复;Alio等[29]采用自体PRP治疗38例(40眼)静止期角膜溃疡患者,所有患者的炎症和主观症状(尤其是疼痛)均有所改善,视力也均保持稳定或改善,证实了自体PRP可促进角膜溃疡的愈合而且可减轻即将穿孔角膜患者的疼痛和炎症症状。此外,PRP对改善严重眼干燥症患者泪腺功能以及准分子激光原地角膜消除术(laser-assisted in situ keratomileusis,LASIK)术后眼表综合征也有显著作用[30-31]。

四、内分泌科

糖尿病是由内源性遗传和外源性环境因素共同作用所导致的一类以慢性糖代谢紊乱为主要特征和临床表现的内分泌系统综合征,如长期得不到有效控制,很容易诱发主要器官和组织损伤,从而引起糖尿病心血管疾病、糖尿病神经病变、糖尿病肾病变、糖尿病眼部疾病、糖尿病足等。干细胞通过改善胰岛β细胞功能、调控免疫机制、改善胰岛素抵抗及胰岛素分泌、调控新生血管形成、改善微环境等机制发挥对糖尿病的治疗作用[32]。Si等[33]通过对高脂饮食/链脲佐菌素诱导的糖尿病大鼠模型尾部注射BMSCs进行观察,发现BMSCs治疗组血糖水平明显下降,血糖代谢水平显著改善,且造模后7 d输注BMSCs不仅能改善胰岛素抵抗还能促进β细胞功能,而造模后21 d输注BMSCs仅能改善胰岛素抵抗。Xie等[34]通过实验证实,ADSCs能够通过促进肝糖原合成抑制肝糖生成从而显著降低2型糖尿病大鼠血糖,AMPK信号通路在这一过程中发挥了重要作用。Rao等[35]通过对糖尿病大鼠模型尾部注射人脱落乳牙干细胞(stem cells from human exfoliated deciduous teeth,SHED)发现该方法可改善包括高血糖、胰岛素抵抗、胰岛和肝损伤等糖尿病表现,并能减少肝糖原合成、抑制糖酵解、增加肝脏糖异生。此外,实验室研究表明干细胞还可以改善糖尿病患者炎症状态、减轻糖尿病性视网膜病变、提高下肢溃疡愈合率、降低糖尿病患者的截肢率。PRP中含有大量生长因子,具有抗炎、促进细胞及神经修复、促进并诱导肉芽组织生长、促进溃疡愈合及瘢痕淡化并稳定血管内皮等作用,可有效促进糖尿病溃疡创面愈合,在临床中已经被广泛应用于糖尿病创面尤其是糖尿病足的治疗[36-37]。

　　除此之外,干细胞移植及自体 PRP 注射等再生医学技术还被应用于改善肝硬化患者肝纤维化,促进肝功能恢复;促进受损神经修复;治疗声带损伤;接受体外循环心脏手术治疗患者的血液保护等各个医学领域,为一系列重大慢性疾病的治愈带来了新的希望。

参考文献

[1] BARON F,STORB R. Stem cell therapy:past,present and future. Advances in tissue engineering[M]. London:Imperial Col-lege Press,2008.

[2] IBRAHIM Z A,ELTATAWY R A,GHALY N R,et al. Autologous bone marrow stem cells in atrophic acne scars:a pilot study[J]. J Dermatolog Treat,2015,26(3):260-265.

[3] GIMBLE JEFFREY M,KATZ ADAM J,BUNNELL BRUCE A. Adipose-derived stem cells for regenerative medicine[J]. Circ res,2007,100(9):1249-1260.

[4] SAMADI P,SHEYKHHASAN M,KHOSHINANI H M. The use of platelet-rich plasma in aesthetic and regenerative medicine:a comprehensive review[J]. Aesthetic Plast Surg,2019,43(3):803-804.

[5] 廖勇,赵紫荆. 再生医学在医疗美容领域的研究进展[J]. 实用皮肤病学杂志,2021,14(1):39-47.

[6] FANG F,HUANG R L,ZHENG Y,et al. Bone marrow derived mesenchymal stem cells inhibit the proliferative and profibrotic phenotype of hypertrophic scar fibroblasts and keloid fibroblasts through paracrine signaling[J]. J Dermatol Sci,2016,83(2):95-105.

[7] CHAI C Y,SONG J,TAN Z,et al. Adipose tissue-derived stem cells inhibit hypertrophic scar (HS) fibrosis via p38/MAPK pathway[J]. J Cell Biochem,2019,120(3):4057-4064.

[8] KLINGER M,MARAZZI M,VIGO D,et al. Fat injection for cases of severe burn outcomes:a new perspective of scar remodeling and reduction[J]. Aesthetic Plast Surg,2008,32(3):465-469.

[9] PALLUA N,BARONCINI A,ALHARBI Z,et al. Improvement of facial scar appearance and microcirculation by autologous lipofilling[J]. J Plast Reconstr Aesthet Surg,2014,67(8):1033-1037.

[10] NITA A,ORZAN O,FILIPESCU M,et al. Fat graft,laser CO_2 and platelet-rich plasma synergy in scars treatment[J]. J Med Life,2013,6(4):430-433.

[11] ASIF M,KANODIA S,SINGH K. Combined autologous platelet-rich plasma with microneedling verses microneedling with distilled water in the treatment of atrophic acne scars:a concurrent split-face study[J]. J Cosmet Dermatol,2016,15(4):434-443.

[12] TRINK A,SORBELLINI E,BEZZOLA P,et al. A randomized,double-blind,placebo-and

active-controlled,half-head study to evaluate the effects of platelet-rich plasma on alopecia areata[J]. Br J Dermatol,2013,169(3):690-694.

[13]陶江丰,陈宁,周芷萱.口腔种植领域中再生医学的研究进展[J].口腔医学,2012,32(7):443-446.

[14]罗远,黄远亮.脂肪干细胞生物学特性及在口腔再生医学中的应用[J].中国组织工程研究,2017,21(5):795-801.

[15]顾珊,贺海鹏,李红文,等.富血小板血浆在口腔再生医学中的应用[J].赣南医学院学报,2019,39(8):842-860.

[16]SIMONPIERI A,DEL C M,VERVELLE A,et al. Current knowledge and perspectives for the use of platelet-rich plasma（PRP）and platelet-rich fibrin（PRF）in oral and maxillofacial surgery part 2:bone graft,implant and reconstructive surgery[J]. Curr Pharm Biotechnol,2012,13(7):1231-1256.

[17]MROZIK K M,WADA N,MARINO V,et al. Regeneration of periodontal tissues using allogeneic periodontal ligament stem cells in an ovine model[J]. Regen Med,2013,8(6):711-723.

[18]PARK S Y,KIM K H,GWAK E H,et al. Ex vivo bone morphogenetic protein 2 gene delivery using periodontal ligament stem cells for enhanced re-osseointegration in the regenerative treatment of peri-implantitis[J]. J Biomed Mater Res A,2015,103(1):38-47.

[19]MAREI M K,SAAD M M,EL-ASHWAH A M,et al. Experimental formation of periodontal structure around titanium implants utilizing bone marrow mesenchymal stem cells:a pilot study[J]. J Oral Implantol,2009,35(3):106-129.

[20]TOBITA M,UYSAL C A,GUO X,et al. Periodontal tissue regeneration by combined implantation of adipose tissue-derived stem cells and platelet-rich plasma in a canine model[J]. Cytotherapy,2013,15(12):1517-1526.

[21]PRATAAP N,SUNIL P M,SUDEEP C B,et al. Platelet-rich plasma and incidence of alveolar osteitis in high-risk patients undergoing extractions of mandibular molars:a case-control study[J]. J Pharm Bioallied Sci,2017,9:S173-S179.

[22]KULAKOV A A,GOLDSHTEIN D V,GRIGORYAN A S,et al. Clinical study of the efficiency of combined cell transplant on the basis of multipotent mesenchymal stromal adipose tissue cells in patients with pronounced deficit of the maxillary and mandibulary bone tissue[J]. Bull Exp Biol Med,2008,146(4):522-525.

[23]王玲,单桂秋,张卫.富血小板血浆在眼科疾病治疗中的研究进展[J].中国输血杂志,2016,29(6):568-573.

[24]TANIDIR S T,YUKSEL N,ALTINTAS O,et al. The effect of subconjunctival platelet-rich plasma on corneal epithelial wound healing[J]. Cornea,2010,29(6):664-669.

[25]KIM K M,SHIN Y T,KIM H K. Effect of autologous platelet-rich plasma on persistent corneal epithelial defect after infectious keratitis[J]. Jpn J Ophthalmol,2012,56(6):544-550.

［26］KOULIKOVSKA M,SZYMANOWSKI O,LAGALI N,et al. Platelet-rich plasma prolongs myofibroblast accumulation in corneal stroma with incisional wound［J］. Curr Eye Res,2015,40(11):1102-1210.

［27］王新法,徐锦堂. 富血小板血浆促猫角膜内皮细胞增殖的研究［J］. 眼科新进展,2011,31(12):1133-1136.

［28］PANDA A,JAIN M,VANATHI M,et al. Topical autologous platelet-rich plasma eye drops for acute corneal chemical injury［J］. Cornea,2012,31(9):989-993.

［29］ALIO J L,ABAD M,ARTOLA A,et al. Use of autologous platelet-rich plasma in the treatment of dormant corneal ulcers［J］. J Ophthalmology,2007,114(7):1286-1293.

［30］AVILA M Y. Restoration of human lacrimal function following platelet-rich plasma injection［J］. Cornea,2014,33(1):18-21.

［31］ALIO J L,PASTOR S,RUIZ-COLECHA J,et al. Treatment of ocular surface syndrome after LASIK with autologous platelet-rich plasma［J］. J Refract Surg,2007,23(6):617-619.

［32］THAM S K,腾肇慧,左夏林,等. 干细胞在老年糖尿病临床治疗及其作用机制的研究进展［J］. 国际老年医学杂志,2020,41(6):404-409.

［33］SI Y,ZHAO Y,HAO H,et al. Infusion of mesenchymal stem cells ameliorates hyperglycemia in type 2 diabetic rats:identification of a novel role in improving insulin sensitivity［J］. Diabetes,2012,61(6):1616-1625.

［34］XIE M,HAO H J,CHENG Y,et al. Adipose-derived mesenchymal stem cells ameliorate hyperglycemia through regulating hepatic glucose metabolism in type 2 diabetic rats［J］. Biochem Biophys Res Commun,2017,483(1):435-441.

［35］RAO N,WANG X,ZHAI Y,et al. Stem cells from human exfoliated deciduous teeth ameliorate type Ⅱ diabetic mellitus in Goto-Kakizaki rats［J］. Diabetol Metab Syndr,2019,11:22.

［36］姚伊侬,高杰,李婉婷,等. 富血小板血浆治疗糖尿病性溃疡的研究进展［J］. 现代医学与健康研究,2021,5(2):108-111.

［37］金路,左蕊,刘丽,等. 自体富血小板血浆促糖尿病足溃疡愈合机制研究进展［J］. 山东医药,2021,61(14):112-115.